# 走近神秘的核医学

## "核"协诊疗

上海市医学会
上海市医学会核医学专科分会 组编

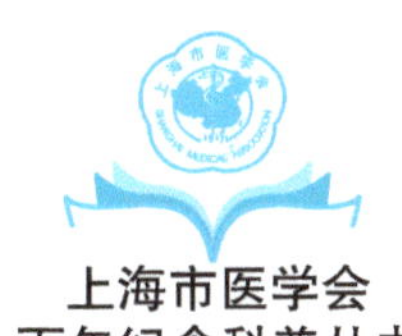

上海市医学会
百年纪念科普丛书
1917—2017

上海科学技术出版社

**图书在版编目(CIP)数据**

走近神秘的核医学:"核"协诊疗 / 上海市医学会,上海市医学会核医学专科分会组编. —上海:上海科学技术出版社,2017.9

(上海市医学会百年纪念科普丛书)

ISBN 978 - 7 - 5478 - 3686 - 6

Ⅰ.①走…　Ⅱ.①上…　②上…　Ⅲ.①核医学
Ⅳ.①R81

中国版本图书馆 CIP 数据核字(2017)第 194311 号


**走近神秘的核医学　"核"协诊疗**

上海市医学会

上海市医学会核医学专科分会　　组编

上海世纪出版股份有限公司
上海科学技术出版社　出版

(上海钦州南路 71 号　邮政编码 200235)

上海世纪出版股份有限公司发行中心发行
200001　上海福建中路 193 号　www.ewen.co

字数:120 千　　　　　印张 8.75
2017 年 9 月第 1 版　2017 年 9 月第 1 次印刷
ISBN 978 - 7 - 5478 - 3686 - 6/R・1423
定价:30.00 元


---

# 内容提要

全书分为两大部分。

"读经典"部分由核医学领域的专家以通俗的语言讲述生动的故事，阐述核医学的独特魅力，帮助大众读者了解这门神秘而与我们健康生活关系越来越密切的新兴学科。从杀灭肿瘤于无形的"隐形刀"到精确制导的"核弹"，还有善于伪装的"侦察兵"，令人不能不叹服医学"核武器"的威力，不能不敬佩核医学领域的专家们为医学进步付出的努力。

"问名医"部分收集了在核医学科就诊的患者和家属们临床中最常见的疑问，由核医学科的一线专家们详细解答。PET/CT、SPECT/CT、骨扫描、"清甲"治疗等诊疗中的注意事项、时间节点、方案选择，甚至疗程中的护理细节，都有一一关照。

对在核医学诊治中获益最大的甲状腺疾病、骨关节疾病、心血管疾病、肿瘤等患者来说，本书无疑是实际的诊疗指南，帮助他们和家属解除心头之忧，安全、顺利地完成治疗，尽快地恢复正常生活和工作。

# 总　序

上海市医学会成立于 1917 年 4 月 2 日，迄今已有 100 年的悠久历史。成立之初以"中华医学会上海支会"命名，1932 年改称"中华医学会上海分会"，1991年正式更名为"上海市医学会"并沿用至今。

百年风雨，世纪沧桑，从成立之初仅 13 人的医学社团组织，发展至今已拥有288 家单位会员、22 000 余名个人会员，设有 92 个专科分会和 4 个工作委员会，成为社会信誉高、发展能力强、服务水平好、内部管理规范的现代科技社团，获评上海市社团局"5A 级社会组织"、上海市科协"五星级学会"。

穿越百年历史长河，上海市医学会始终凝聚着全市广大医学科技工作者，充分发挥人才荟萃、智力密集、信息畅通、科技创新的优势，在每一个特定的历史时期，在每一次突发的公共卫生事件应急救援中，均很好地体现了学会的引领带动作用。近年来，在"凝聚、开放、服务、创新"精神的指引下，学会不忘初心，与时俱进，取得了骄人的成绩。

2016 年，习近平总书记在"全国卫生与健康大会"上发表重要讲话，指出"没有全民健康就没有全面小康"，强调把人民健康放在优先发展的战略地位。中共中央、国务院印发的《"健康中国 2030"规划纲要》明确了"共建共享、全民健康"是建设健康中国的战略主题，要求"普及健康生活、加强健康教育、提高全民健康素养"，要推进全民健康生活方式行动，要建立健全健康促进与教育体系，提高健康教育服务能力，普及健康科学知识等。上海市医学会秉承健康科普教育的优良传统，认真践行社会责任，组织动员广大医学专家积极投身医学科普创作与宣传教育。

近年来，学会重点推出了"健康方向盘"系列科普活动、"架起彩虹桥"系列医教帮扶活动和"上海市青年医学科普能力大赛"三项科普品牌。通过科普讲座、咨询义诊、广播影视媒体宣传以及推送科普文章或出版科普读物等多形式、多渠道,把最前沿的医学知识转化成普通百姓需求的健康科普知识,社会反响良好。配合学会百年华诞纪念活动,期间重点推出了百场科普巡讲活动和百位名医科普咨询活动。上海市医学会以其卓有成效的科普宣教工作受到社会各界好评,荣获上海市科委颁发的"上海科普教育创新奖-科普贡献奖(组织)二等奖"、中华医学会"优秀医学科普单位"和"全国青年医学科普能力大赛优秀组织奖",成为上海市科协"推进公民科学素质"百家示范单位之一。

为纪念上海市医学会成立 100 周年,同时将《"健康中国 2030"规划纲要》精神进一步落到实处,我们集中上海医学界的学术领袖和科普精英编著出版这套科普丛书,为大众提供系统的医学科普知识以及权威的疾病防治指南,为"共建共享、全民健康"的健康中国建设添砖加瓦。在这套丛书里,读者既可以"读经典"——呈现《再造"中国手"》等丰碑之作,重温医学大家叱咤医坛的光辉岁月,也可以"问名医"——每本书约有 100 名当代名医答疑解惑,解决现实中的医疗、健康困扰。既可以通过《全科医生,你家的朋友》佳作,找到你的家庭医生,切实地感受国家医疗体制改革的努力给大众带来的健康保障;也可以领略《从"削足适履"到"量身定制"——医学 3D 打印技术》《手术治疗糖尿病的疗效如何》等医学前沿信息,感受现代医学科技进步带来的福音。

经典丰满的内容,来源于团结奋进、齐心协力的编写团队。这套丛书涉及上海市医学会所属的 50 余个专科分会,编委达 2 000 余名,参与编写者近 5 000 人,堪称上海市医学会史上规模最大的一次集体科普创作。我相信,每一位参与科普丛书的编写者都将为在这场百年盛典中留下手迹,并将这些健康科普知识传播给社会大众而引以为荣。

在此,我谨代表上海市医学会,向所有积极参与学会科普丛书编著的专科分会编委会及学会工作人员,向关注并携手致力于医学科普事业发展的上海科学技术出版社表示衷心的感谢!

源梦百年、聚力同行,传承不朽、再铸辉煌。愿上海市医学会薪火不熄,祝万千家庭健康幸福!

上海市医学会　　　　　　　　会长

2017 年 5 月

# 前 言

  悠悠一甲子，浩浩六十载，自核医学引入我国，已在不知不觉中造福国民半个多世纪。临床核医学的起步是医学现代化的标志之一，近 20 年来我国的临床核医学事业已取得长足发展，目前在众多疾病的诊断治疗中应用日益广泛。

  尽管如此，核医学的价值还远远没有得到广泛认识与实现，核医学仍是一门相对年轻的学科。尤其对普通大众，核医学更是一门相对陌生的学科。

  本书的编写旨在将更全面的核医学知识推广普及至广大读者，令更多读者了解核医学的实用价值，降低人民大众对于医学中"核"的误解与恐慌。本书收集了来自全国各大医院知名核医学专家的倾心力作，涵盖的内容丰富、知识面广，共汇编为"读经典"和"问名医"两大部分。"读经典"部分，由核医学老中青专家，以最通俗的语言、最生动的故事，为您讲述核医学的独特魅力，从而在临床医师与大众读者之间架起互相沟通的桥梁。"问名医"部分，摘选了临床中患者对于核医学最为关心或误解最多的问题，每位专家各展其长，尽心解答大众疑惑，进一步揭开核医学的神秘面纱。

  本书各位编委均为工作在医教研一线的专家、学者，同时承担各级核医学学会等大量社会工作，编写过程中始终保持高度责任心，书中每一篇短小精悍的文章都字字珠玑，切实反映了他们来之不易的科研成果和丰富的临床经验。希望这本书能对读者有所帮助，能为进一步推广核医学知识做一件实事。尽管我们付出了努力，并集众多核医学专家的集体智慧与经验，每一章节及病例都经过了多人、多次审稿及修稿，但限于编者水平，书中难免存在诸多不足之处，恳请大家在阅读及临床实践中发现问题并给予指正，在此谨表衷心感谢。

上海市医学会核医学专科分会主任委员

上海市第十人民医院核医学科主任医师

吕中伟

上海市医学会核医学专科分会副主任委员

上海交通大学附属第一人民医院核医学科主任医师

赵晋华

2017 年 6 月

## SPECT/CT |应|用| …………………………………………………… 058



## 甲|状|腺|结|节|及|炎|症| …………………………………………… 075

# CHAPTER ONE

**1**

# 读经典

# 一、核医学，你了解多少



核医学是一门发展迅速、涉及面广、诊断与治疗并重的综合性边缘学科。它是通过将微量的放射性核素引入人体，从而对疾病进行诊断及治疗。

## 核医学和辐射

核医学的各项检查和治疗都离不开放射性核素，由于公众对核医学的知识缺乏了解，普遍存在对射线的恐惧心理，担心核医学检查或核素治疗会给身体带来伤害。因此一些人宁愿接受多次或多个部位的 CT、X 线检查，也不愿意做一次核医学检查或者治疗。

其实，人类每天都在接受射线的辐射，也叫做本底辐射。因为自然界的空气、土壤中存在着多种天然放射性核素；家用电器例如电视机、电脑、冰箱、微波炉、手机等也会产生一定剂量的电离辐射；乘飞机时，会受到来自宇宙射线的辐射。根据我们的辐射防护原则，核医学诊疗所使用的各种放射性药物用量都被严格控制在绝对安全的范围之内，不会对受检者造成辐射损害。

此外，由于放射性核素具有自身衰变的特性，进入患者体内的放射性药物活度会随着时间延长而递减。目前核医学检查中所使用的放射性核素均为短半衰期核素，其中 SPECT（借助于单光子核素标记药物来实现体内功能和代谢显像的仪器）显像使用的$^{99m}$Tc（锝- 99m）标记显像剂的物理半衰期约为 6 小时，药物还会随着人体的排泄物排出体外，因此在患者体内的有效半衰期最多 3 个小时。而 PET/CT（正电子发射断层成像/计算机 X 线断层成像）显像中使用的$^{18}$F（氟- 18）标记显像剂的物理半衰期更短，仅为 110 分钟。

## 放射性核素治疗

自从 1936 年$^{32}$P（磷- 32）被用于治疗白血病，1942 年$^{131}$I（碘- 131）被用于治疗甲亢以来，放射性核素治疗成为临床治疗的重要手段之一。由于放射性核素只在病变部位大量聚集，照射剂量主要集中在病灶内部，对周围正常组织的损伤很小，放射性核素治疗具有简便安全、靶向性强、全身不良反应小和疗效确切的优点。

[131]I 治疗甲亢是放射性核素治疗应用历史最久、技术最成熟的治疗方法。患者在治疗前 2～4 周停用抗甲状腺药物及含碘的药物和食物，完成甲状腺激素测定、甲状腺显像、吸碘率测定等相关检查，由核医学科医师根据患者病情制定[131]I 的治疗剂量。患者一般在治疗后 3 个月内症状逐渐改善，6 个月至 2 年内症状全部消失，治疗的总有效率大约为 90%。

目前专家一致公认，除了妊娠和哺乳期妇女外，[131]I 对所有年龄段的患者(包括育龄期妇女和儿童)都是安全的治疗方法。

### 先进的分子影像

PET/CT(正电子发射断层成像/计算机 X 射线断层扫描)和 SPECT/CT(单光子发射断层成像/计算机 X 射线断层扫描)是当今世界上最先进的分子影像设备，通过一次显像检查，就可以同时获得核医学的功能图像和诊断级 CT 的解剖图像，通过两者的优势互补，将大大提高我们对疾病早期诊断的准确性。

患者在进行 PET/CT 或者 SPECT/CT 检查前还需要注射一种药水，即显像剂。这种药水可被病灶所摄取，同时发出的射线被 PET/CT 或 SPECT/CT 仪器所探测到，从而形成我们所看到的图像，核医学医师凭借丰富的阅片经验就可以对患者的病灶作出准确的定性和定位诊断。

(赵晋华　邢　岩)

○ 摘编自《上海大众卫生报》2015 年 4 月

— 专家简介 —

## 赵晋华

赵晋华，主任医师，教授，医学博士，博士生导师，上海交通大学附属第一人民医院核医学科主任。中华医学会核医学分会淋巴瘤 PET 工作委员会主任委员，上海市医学会核医学第七、八届委员会副主任委员、科普组组长，上海市核学会临床核医学专业委员会主任委员。擅长 PET/CT 在肿瘤诊断、分期和疗效评估中的作用，SPECT/CT 在甲状腺、肾脏、骨骼、心脏等疾病中的应用，甲状腺相关疾病的核医学诊断及核素治疗。

# 二、核医学分子影像与精准医疗



分子影像是转化医学的载体，是实现精准诊疗的重要桥梁。分子影像学作为当今医学影像学发展的重要方向，其本质是以分子生物学为基础，借助现代医学影像技术，实现在活体细胞及分子水平无创、动态、定量观测功能蛋白和功能基因表达及产生作用的实时成像。其优势是动态客观地定量描述启动疾病发生的分子作用、促进疾病发展的基因表达、反映疾病预后的蛋白质变化、评估治疗效果的动态反应、设计研发新药的靶点定位及相关生理与病理过程的机制研究等。

精准医学利用当今的先进技术，对疾病如恶性肿瘤、心脑血管病等进行精准基因检测分型，对疾病做出"精准"诊断，制定出个体化很强的"精准"诊治方案，对药物的"精准"应用，对疗效的"精准"评估，对预后的"精准"预测，最终达到提高疗效和生命质量、降低不良反应和医疗成本的目标。分子影像是实现精准医疗的"桥梁"，放射性核素结合分子靶向的核医学分子影像成为精准治疗的核心。以 $^{18}F-FDG$（氟代脱氧葡萄糖）为代表的 PET 显像剂的研制并临床转化，为实现疾病的精准诊治提供了重要的手段和数据支持，并已经取得了令人瞩目的成绩。

精准医学正在改变现有的医疗模式，在提高疗效的基础上，降低医疗成本。相信随着新型分子探针的开发及设备的不断更新完善，未来核医学分子影像能够有力地辅助实现精准医学，为民造福。

（黄　钢）

## —— 专家简介 ——

### 黄　钢

黄钢，教授，医学博士，博士生导师，上海健康医学院院长，中华医学会核医学分会前任主任委员，上海市医学会核医学专科分会第五、六届主任委员。上海交通大学医学院附属仁济医院影像医学专科学科带头人，承担国家自然基金和重点项目、国家新药创制重大项目和"973"项目等 30 余项课题，授权专利 10 余项，主编医学院校规划教材及专著 10 余部。

# 三、"核武器"追杀肿瘤

核医学从鲜为人知到崭露头角，时常有患者问："对身体有没有危害？有什么特别之处？"其实，核医学用的"核"与核武器、核电站的"核"完全不同，只要规范使用，非常安全有效。

## 层层设防确保安全

医院里的核医学科的大门很特殊，是一扇铅门。铅门上"当心电离辐射"的标志告诉我们，大门背后是一个层层设防的世界。而这样的标志从进入核医学大门就有，按照不同区域可能受到的辐射强弱，划分为非限制区、监督区、控制区，以指导医护人员及受检者采取必要的防护措施。

当你步入 PET/CT 注射室，首先映入眼帘的将是一个庞大的不锈钢柜子——核素分装仪。核医学检查注射的药物剂量都是根据受检者的体重，使用核素分装仪精确计算的。PET/CT 注射室里的注射窗口是个防护严密的专业设备，注射器也配有钨合金防护套，为医患双方提供最佳的安全保证。

## 发现肿瘤的侦察兵

检查室里的 PET/CT 仪表面上看与普通 CT 没有什么差别，其实里面大有玄机。PET/CT 是将 PET 和 CT 的硬件与软件有机结合在一起，一次检查可同时得到 PET 图像、CT 图像以及 PET/CT 融合图像，既有精细的解剖结构，又有丰富的生理、生化功能信息，使得临床医师能够从细胞和分子水平了解病变。

常规 PET/CT 检查需要在注射核素药物后等待 1 个小时，使药物在体内进行分布和吸收，而在检查床上检查的时间仅 20 分钟左右，需要做局部延迟显像时则再等待 40 分钟。

PET/CT 是发现早期肿瘤的"侦察兵"。恶性肿瘤及其转移灶具有代谢旺盛、高摄取"肿瘤探针"等特点，PET/CT 技术将放射性核素标记的"肿瘤探针"注射到人体内，显示出全身的生理代谢和解剖结构，高摄取的病灶在图像上形成"浓聚点"，可在早期"定位"隐藏的肿瘤病灶，"定性"病变性质，较常规的形态学诊断常常发现病变更早，代谢水平的"定量"对判断肿瘤预后有独特价值；也可用来观察治疗效果、及时发现肿瘤复发和转移。同时，对冠心病、癫痫、炎症等非肿瘤类疾病也有独特价值。

### 杀灭肿瘤的无形"利刀"

核医学对多种病变的治疗有独到价值。核素内照射治疗是将核素药物通过口服或静脉注射进入人体内，特异性地聚集到靶器官和病灶部位，它所发射出来的具有杀伤力的射线，能杀死几毫米内的病变组织，而且对周围的正常组织影响很小，就像导弹定向摧毁目标一样，如$^{131}$I治疗分化型甲状腺癌、$^{89}$Sr(锶-89)治疗转移性骨痛、放射免疫治疗等；也可以在CT或B超的引导下通过穿刺针将$^{125}$I粒子准确植入恶性肿瘤内高效治疗。核素敷贴由体外照射病变组织，用于治疗皮肤血管瘤、瘢痕疙瘩等。

（左长京　刘庆华）

○ 摘编自《东方早报》2013 年 3 月 16 日

—— 专家简介 ——

## 左长京

左长京，主任医师，教授，医学博士，博士生导师，海军军医大学附属长海医院核医学科主任。中华医学会核医学分会委员、上海市医学会第八届核医学专科分会候任主任委员。从事核医学及影像医学工作 28 年，主要专业方向为PET/CT及综合影像学诊断。

# 四、以"核"为武，医学进入融合影像时代

谈到核医学科，人们首先想到的就是放射性，甚至谈"核"色变，平添了几分恐惧心理。其实，核医学是现代医学中的一部分，是以微量放射性核素为示踪剂对疾病进行诊断，或者是以适量的放射性核素治疗疾病。

核医学目前已经发展到以融合影像设备为检测手段的分子影像时代，最尖端的 PET/CT 可以通过特定物质的代谢显像对恶性肿瘤进行早期诊断和疗效评价。随着核医学设备的进步，未来将引进的是 PET–MRI 的融合影像，将提供更加灵敏、精准的诊断。

人体内某些物质的分布与局部组织的血流、功能、代谢状况相关，这些信息能够反映疾病的特定状态，可以借此对疾病进行早期诊断或者功能评价，但通常这些信息在体外是无法获得的，而核医学的诊断就是利用放射性核素标记这些特定的物质，在体表接收体内放射性核素发出的射线并进行成像，进而可以获得体内特定物质分布信息。

19 世纪 20 年代，美国人最先用放射性核素来测量人体冠脉血流，首开核医学先河。20 世纪 50 年代，核医学被引入中国，国内开展了核医学培训，推动中国核医学进入了快速发展时期。20 世纪 90 年代初期，PET（正电子发射断层成像）投入临床应用，现在核医学已经进入融合图像时代——核医学图像与 CT、磁共振图像融合，提高诊断的准确性。

融合影像有什么优势？核医学影像犹如"火眼金睛"，能通过在体内分布的应用放射性核素的显像剂所发出的射线发现潜伏在体内的早期病灶。不过，由于核医学显像主要反映功能和代谢等相关信息，而必要的解剖和定位信息有限，使得其在疾病诊断时具有高灵敏度、低特异性的特点。因此，多年来，核医学检查在临床上多被用于疾病的初筛，发现异常后再借助于其他影像学检查方法，如CT、MRI（磁共振）等进一步确认。

随着相关技术的进步，核医学显像设备与诊断 CT 实现了一体化，称之为SPECT/CT 和 PET/CT，通过一次检查可以同时获得核医学功能图像与诊断CT 的解剖图像，以及二者的融合图像。这种设备已经在临床上得到普及，成为

影像诊断的一个重要手段。

核医学显像与 CT、MRI 检查有何不同？核医学显像更侧重于功能的检查，就好像是更关注于人的思想变化一样，往往可以对疾病做出早期诊断；而 CT 或者 MRI 所提供的是人体组织对于 X 射线的衰减程度或者是局部组织水分子含量的相关信息并借此对疾病进行诊断，更侧重于解剖信息，就好像更关注于人的外貌，对疾病早期诊断的优势不明显。

由于核医学显像所使用示踪剂的含量极少，其发生过敏的概率仅为 2/10 万～3/10 万，而 CT 增强发生过敏的概率为 2 000/10 万～3 000/10 万，因此，相比之下核医学检查方法更加安全。当然，核医学检查和 CT 检查均有一定的放射性，不适合孕妇。

（石洪成　胡鹏程）

○ 摘编自《东方早报》2014 年 8 月 16 日

—— 专家简介 ——

## 石洪成

石洪成，主任医师，教授，医学博士，博士生导师，复旦大学附属中山医院核医学科主任。复旦大学核医学研究所所长，上海市影像医学研究所副所长，上海市医学会核医学专科分会第七、八届委员会副主任委员。擅长影像医学诊断和核医学治疗，影像诊断包括 SPECT、PET、PET/CT、CT、MRI 以及常规 X 线等；核医学治疗项目包括甲状腺疾病治疗的放射性核素治疗、肿瘤骨转移的放射性核素止痛治疗等。

# 五、核泄漏时，无须谈"核"色变

随着电子媒体的发展，人们的信息渠道变得及时、公开、透明化，"核"逐渐进入了人们的视野。尤其是近年来，几次重大的核电站爆炸泄漏事件，经电视媒体的深入报道，人们可谓谈"核"色变。

核泄漏事故发生后，不管已经还是并没有受到实际的辐照污染，人们都会有精神上的疲损和焦虑，这属于正常反应，主要归因于人们对健康风险的自我感受。

首先要明确一点，核辐射从来就存在于我们的生活中，并不是有了核武器和核电站才有了核辐射，人类一直生活在天然核辐射的环境中。食物、饮用水、房屋、日用品、天空大地、山川草木乃至人体本身都有一定的放射性，人们受到的核辐射大约有 82％来自天然环境，17％来自医疗诊断，1％来自其他活动。核辐射，无时不有，无处不在。

以福岛核电站为例，其泄漏的核物质主要是$^{131}$I，其他还有$^{90}$Sr 以及$^{137}$Cs(铯- 137)，它们对人体都具有威胁。$^{131}$I 可能沉积在草地上，通过吃过受污染草的奶牛产生的奶制品传染给人；它也可能沉积在蔬菜的叶子上或集聚在海产品和淡水鱼身上，通过食物链转移到人体器官当中。$^{90}$Sr 主要通过食物和饮用水进入人体，其摄入量的多少往往与骨骼病、骨软组织肿瘤和白血病相关。$^{137}$Cs 的半衰期为 30 年，是核反应堆堆芯释放出来的另一种高危物质，往往通过食物和水被人体摄入，或通过呼吸道进入人体器官。

如果遭遇核辐射，我们可以做哪些措施使损伤降到最低呢？抗辐射药主要在急性接触 24 小时内有效。比如，口服碘片抗核辐射的原理是服用碘化钾片可以先"占领"甲状腺，使甲状腺内的碘饱和，阻止放射性碘的摄入，从而降低了甲状腺的受照剂量。但是碘片不能保护来自体外和被身体吸收的除碘以外的放射性物质。没有明确受到核污染威胁的人群摄入过多的碘，可能会引起高碘性甲状腺肿等不良反应，特别是孕妇、乳母和甲状腺功能亢进患者。由于国内的食用盐大多是加碘盐，再适量摄入海带、紫菜、牛奶，一般情况下普通人不需要额外口服碘片。

由于辐射是通过粉尘进入人体或附着在体表的，因此口罩可以在一定程度上阻隔放射性粉尘进入人体。如果怀疑直接受到放射性污染，人们第一时间最好淋浴处理。根据离辐射源的距离，可选择紧闭门户，防止污染物进入。建议每隔1～2小时开窗10～15分钟。如果长时间关窗闭门，室内有限的空气中的氧含量必然会下降，二氧化碳及其他废物浓度必然会增高，而长时间逗留在室内的主要是老人、孩子和患者，污浊的空气对他们健康的影响可能甚于放射性物质。

记住三个原则：距离，时间，屏蔽。而不是以讹传讹，造成恐慌，甚至出现囤积碘盐的闹剧。

（吕中伟　张　倩）

○ 摘编自《新民晚报》2011 年 3 月 21 日

—— 专家简介 ——

## 吕中伟

吕中伟，主任医师，教授，博士生导师，同济大学附属第十人民医院副院长。核医学学科带头人，同济大学临床核医学中心主任。上海市医学会核医学专科分会第八届委员会主任委员，《中华核医学与分子影像杂志》编委，中华医学会核医学分会常务委员，中国医师协会核医学分会常务委员。擅长甲状腺疾病的诊断和治疗，尤其是对久治难愈的甲亢/甲状腺腺瘤的特色治疗。

# 六、口服、植入"放射线"治病救人

放射线技术已被广泛应用于医学的各个领域，并形成了一门独立的学科。放射线不仅可以用于疾病的诊断，还可以用于疾病的治疗。

放射性核素治疗是指利用放射性核素发出的射线对一些良性或恶性疾病进行治疗，是核医学治疗的方法和手段。由于放射性核素及其标记物能像"导弹"一样精确定位于病变的组织，利用射线杀伤病灶，正常组织接受的辐射量很低，因此具有简便安全、靶向性强、全身不良反应小和疗效确切的优点。目前放射性核素主要可用于治疗甲亢、甲状腺癌、转移性骨肿瘤，以及放射性粒子治疗恶性肿瘤等方面。

放射性核素[131]I能浓聚在甲状腺组织中，破坏一部分甲状腺组织，使甲状腺体积缩小，减少甲状腺激素的分泌，从而达到治愈甲亢的目的。有人称[131]I治疗甲亢为"不开刀的甲状腺切除术"。甲亢患者一般在治疗后 3 月内症状逐渐改善，6 个月至 2 年内症状全部消失，治疗的总有效率大约为 90%。

我们知道甲状腺癌需要手术治疗，为何还需要放射性核素治疗呢？因为大多数甲状腺癌具有正常甲状腺细胞的摄碘功能，患者口服放射性[131]I之后，[131]I会自动聚集到甲状腺癌细胞以及转移灶内，发射出的射线可以对甲状腺癌细胞进行不断的照射。当癌细胞受到一定的射线剂量照射后就会死亡，从而达到治愈的目的。研究表明，利用[131]I清除甲状腺癌术后残留组织可显著减少肿瘤复发和转移的概率，并降低病死率。

放射性核素如[89]Sr经静脉注射进入体内后，90%浓聚于骨骼系统，具有非常好的镇痛作用，可以改善肿瘤骨转移患者的生活质量、减少痛苦。此外，[89]Sr还可以使骨转移灶缩小或消失，以缓解病情、延长患者生命。主要适用于以下四类患者：明确诊断恶性肿瘤骨转移的患者，特别是广泛骨转移者；放射性核素骨显像可见骨转移灶有放射性明显摄取的患者；骨转移所致骨痛经化疗、外放疗无效者；血细胞分析白细胞在 $3.5 \times 10^9$/升以上，血小板在 $80 \times 10^9$/升以上的患者。

那么什么是"放射性粒子治疗"呢？将具有杀伤肿瘤细胞作用的放射性核素[125]I放在一个金属钛壳里，密封后制成只有 0.7 毫米铅笔芯粗细、不到半厘米长的小短棒，称为"粒子"。这些粒子在肿瘤内部持续发出的射线可杀死肿瘤细胞,阻止肿瘤细胞的扩散。放射性粒子可以用于治疗头部肿瘤放疗后复发、胰腺癌、前列腺癌、直肠癌、肺癌以及中晚期肝癌。

（赵晋华　邢　岩）

○ 摘编自《门诊》杂志 2011 年 9 月

# 七、核能的安全利用

众所周知，2011 年"日本福岛核电站事故"导致核泄漏以后，全世界对核辐射安全产生高度的关注，在一段时间内也造成了国内民众的恐慌。那么什么是核辐射？核辐射会带来哪些危害？如何避免核辐射损伤？医学所用的核辐射是否安全？这些都是人们关心的问题。

核辐射是由不同的放射性物质产生的，每种核素都有自己的半衰期，$^{131}$I 物理半衰期为 8 天，所以在 8 天内辐射损伤最大，一个月后基本没有损伤了；$^{137}$Cs 半衰期约 30 年，所以一旦进入人体造成辐射损伤时间极长。

## 辐射对人体的损伤作用

辐射对人体的损伤作用包括近期效应和远期效应：当核泄漏后短时间内导致多人死亡，这是近期效应；远期效应即超过一定辐射剂量后，在几年、几十年，甚至几代人中一点点表现出来的现象，如"切尔诺贝利核电站事故"后发现 5 000 例孩童患甲状腺癌，以及很多畸形儿。这是由于人体性腺是对辐射非常敏感的器官，当性腺受辐射后可造成 DNA 改变，遗传给下一代就会造成遗传缺陷。

为什么福岛核泄漏后易对甲状腺产生攻击？这要从甲状腺的生理功能来解释。甲状腺是人体最大的内分泌腺体，它的功能是合成甲状腺素来保持人体正常的新陈代谢，而合成甲状腺素的原料是碘和酪氨酸，所以说人体需要一定量的碘。而如果正常碘被放射性碘（$^{131}$I）所替代，那么 $^{131}$I 就被甲状腺摄取。$^{131}$I 可以发射 γ 射线和 β 射线，其中 β 射线具有内照射的作用，会对甲状腺组织进行破坏，而长期累计剂量的辐射可导致甲状腺癌的发生。

## 如何避免或减少核辐射损伤

辐射防护包括外照射防护和内照射防护。

外照射防护有三个经典的方法：距离防护、时间防护、屏蔽防护。距离防护就是与辐射源保持距离，如核电站发生泄漏后通知 30 千米以内的当地居民撤离。时间防护就是尽量避免或减少和放射源的接触时间。屏蔽防护，专业应使用铅防护装置，在不具备该设施的条件下，水泥墙也具有屏蔽的效果，所以"福岛核电站事故"后政府宣传让公众尽可能待在屋内。

内照射防护最简单的措施是戴口罩，避免放射性物质吸入体内，因为一旦进入体内很难排出。已吸入放射性物质的人员可多喝水和吃促排泄的药物，让放射性物质较快地从体内排出，缩短生物半衰期。对于$^{131}$I 的防护可服用碘片，因为人体甲状腺能利用的碘有限，所以放射性碘与碘片具有竞争作用，口服补碘可人工阻断人体对放射性碘的吸收。碘片的服用时间也是有讲究的：如怀疑有放射性烟云到来，可提前 1～2 小时服用碘片。据统计，对于已接触放射性气体 1 小时的人员给予碘片，它的保护力度下降到 50%，也就是说这时甲状腺组织已吸收一半具有放射性的碘。所以建议尽可能在放射性烟云来之前服用碘片。

### 医学上放射性核素的安全性

放射性核素除了对人体造成危害外，如果合理利用也能发挥它的价值。核医学科就是利用放射性核素进行诊断和治疗的。之前提到的 γ 射线可利用 SPECT、SPECT/CT 进行探测达到诊断的目的；β 射线可以用于治疗，如$^{131}$I 长期辐射会致甲状腺癌，但对于已发生甲状腺癌的患者也可利用$^{131}$I 进行治疗，尤其对于转移灶的清除具有决定性的作用。此外，平时所说的伽马刀、直线加速器等也可对肿瘤起到治疗作用。

（李 彪 席 云）

○ 摘编自《世纪讲坛》2011 年 3 月 23 日

## — 专家简介 —

## 李 彪

李彪，主任医师，教授，博士生导师，上海交通大学医学院附属瑞金医院核医学科主任。中华医学会核医学分会实验核医学组副组长，上海市医学会第七、八届核医学专科分会副主任委员。致力于发展和推广核医学诊断技术，研究精准治疗的方法，拓宽核医学的临床应用领域。

# 八、PET/CT 显像让"肿瘤君"无处藏身



55 岁的陈先生 3 个月前突然出现腰部疼痛伴右下肢的疼痛。到骨科门诊就诊时，医生先建议他做个腰椎 CT，检查报告诊断为腰椎间盘突出症，然后陈先生接受了牵引、按摩理疗以及口服止痛片治疗，效果都不好。随后有医生建议他做个全身 PET/CT 检查，结果让人大吃一惊，原来陈先生被发现为肺癌并且伴有右髂骨的骨转移。

PET/CT(正电子发射断层成像/计算机 X 射线断层扫描)显像是一种先进的影像学检查手段，将极其微量的放射性核素显像剂注射到人体内，应用特殊的体外探测仪器(PET)探测这些放射性核素在人体全身各个内脏器官的分布情况，同时结合 CT 的精确定位，准确显示出体内各组织器官及病灶的生理代谢情况和解剖结构。

与传统的影像学检查相比，PET/CT 具有灵敏度高、分辨率好、图像清晰等特点；此外 PET/CT 最大的优点是一次显像就可以获得患者的全身图像，方便临床医生一目了然了解患者的全身状况，使医生能够对恶性肿瘤等全身疾病的诊断和治疗方案的制定更加准确。

患者在接受 PET/CT 检查时，只需要静脉注射微量的显像剂，整个检查过程安全、无创伤、无痛苦。PET/CT 的出现使医生对肿瘤的诊断更加早期、准确，使患者能够得到及时有效的治疗，避免了许多不恰当的检查和治疗，在总体上减少了患者的医疗费用以及痛苦。

哪些人适合做 PET/CT 检查？

(1) 恶性肿瘤患者：研究显示 PET/CT 对肺癌、淋巴瘤、乳腺癌、结肠癌、卵巢癌、黑色素瘤等恶性肿瘤的诊断准确率高；此外通过全身 PET/CT 检查还可以帮助医生了解恶性肿瘤是否发生了转移以及转移的范围，从而进行准确的分期，这对临床医生判断是否需要手术切除恶性肿瘤以及切除的范围有非常重要

的指导价值。

（2）神经系统疾病患者：PET/CT 可用于癫痫灶的术前定位，评价缺血性脑血管病、脑卒中、脑血栓或脑溢血后脑功能情况以及脑缺血前后血液动力学的变化。

（3）心血管疾病患者：PET/CT 能对心肌的代谢情况进行判断，检查出冠心病心肌缺血的部位、范围，并对心肌活力进行准确的评价，帮助临床医生判断患者是否需要行溶栓治疗、安放冠脉支架或冠脉搭桥手术，并且通过治疗前后显像对照评价治疗效果。

（邢　岩）

○ 摘编自"中华核医学分会公众号"2014 年 4 月 28 日

--- 专家简介 ---

## 邢　岩

邢岩，副主任医师，医学博士，硕士生导师，上海交通大学附属第一人民医院核医学科副主任。上海市医学会核医学专科分会第八届青年委员。擅长甲状腺功能亢进症、甲状腺癌的放射性碘治疗，肿瘤骨转移的放射性核素治疗，PET/CT 在肿瘤诊治中的应用。

# 九、心肌灌注功能影像，启动"心"的分子医学时代

最新的 SPECT（单光子发射计算机断层成像）核素影像技术 D－SPECT 相比传统 A－SPECT，后者心肌灌注显像具有一些局限性，如分辨率不足、部分肥胖患者显像不清晰、伪影造成的假阳性多等。最新的 D－SPECT 技术如何解决这些问题？

D－SPECT 相比以往的 A－SPECT 的确完成了革新性的突破与进步，在智能、安全、高效及精准等技术方面取得很大的发展和提高。实施心肌灌注显像时，微量的放射性药物分布于心肌细胞内，在胸部的环体表 360 度都可以采集到源自于心肌细胞的相关信息。受技术条件所限，常规的 A－SPECT 仅能采集非常有限的相关信息，因而导致大量有效信息的浪费，并导致图像质量的下降。D－SPECT的最新探头技术实现 120 度采集，成功攻克信息采集完整性的难题，同时大幅提高单位时间的采集效率，使过去 15 分钟的信息采集量在 2 分钟内有效完成。

D－SPECT 信息采集不仅高效，且具有针对性，提高了采集数据的客观性和准确度。这就解决了肥胖患者假阳性率的问题。肥胖患者的心脏位置容易出现偏移，这种情况下采集的信息可能出现阳性伪影，D－SPECT 技术针对 BroadView（宽视野）高速采集的大量数据，全新优化图像重建算法，使数据的有效性从 A－SPECT 的 30％提高至 70％，做到快速高清，从而解决了肥胖患者的这一临床难题。

高效性及客观性的提高，使 D－SPECT 获得了更广泛的应用领域。它不仅提供心肌血流灌注量的信息，并且可以动态反映整个心肌血流储备的情况，即冠脉血流储备，从而对心室功能及心室收缩的同步性做出最准确的临床评价。其实现的功能影像学价值是其他影像学方法所无法满足和取代的。

最后，因其技术含量的提高，使用 D－SPECT 检测时放射性药物注射剂量较以往减半，辐射剂量降至常规 SPECT 的 1/4，达到安全和无创。同时 D－SPECT 设备的人性化设计，缓解了检查时的紧张和不适，满足患者舒适度的要求。

2014 年，美国发布的一项最新的全球多中心临床试验数据 GURU 智能机器自学习诊断技术受到人们关注，此项技术有望通过 D－SPECT 功能影像平台，实现动态 SPECT 的快速采集并定量分析冠脉血流储备。

GURU 智能机器自学习诊断技术是一个完善的智能诊断系统，其首先通过 D－SPECT 检测明确患者有无心肌缺血，随后进入评价系统，包括缺血程度、缺血部位，最后对是否予以患者 PCI 介入治疗（经皮冠状动脉介入治疗）给予"是"或"否"的回答。

我们注意到该项技术在欧美、日本等国已经开始临床试验工作，而且发布的试验进展和结果令人兴奋，随着 GURU 试验数据量的积累和优化，该技术有望成为 PCI 无创筛查最有效的工具。这一系统能够最大化实现患者的有效分流，从而保障患者治疗后最大临床获益。而我国巨大的人口基数和快速增长的冠心病患者群，正需要这种早期无创的智能筛查系统来解决治疗不足的社会问题。

（石洪成　胡鹏程）

○ 摘编自《门诊》2014 年

# 十、在美国冠脉搭桥前必做核素检查



66岁的刘教授是一位消化科医生，去美国探亲时，他因突发心肌梗死住进了当地医院。当时，接诊的急救科医生为他做了一系列检查，如心电图、血细胞分析等，最后把他推进检查室做了一次核素显像，检查确诊后则以最快的速度为他做了冠状动脉搭桥术。术后短短几天，刘教授就出院了。

出国以后，刘教授回想起在美国的那段经历，有个问题他一直想不明白：在做冠状动脉搭桥术前为什么要做核素检查呢？核素检查和心肌梗死有什么关系呢？

刘教授做的核素检查全称是放射性核素心肌灌注显像。医生将带有放射性的药物通过静脉注入患者体内，被心肌细胞所摄取，外部接收器可探测到药物在心肌细胞内的分布情况。心肌细胞对放射性药物的摄取量受冠状动脉血流和心肌细胞活力的影响。冠状动脉血流下降时，局部心肌显示放射性稀疏、缺损，缺损的大小反映心肌病变的程度，缺损的部位反映冠状动脉堵塞的位置。能帮助发现冠状动脉有无狭窄、狭窄的部位和程度。

心肌梗死导致心肌严重缺血后，由于缺血的程度、范围、发生速度和有无侧支循环等因素影响，心肌细胞损害可出现坏死、冬眠和顿抑三种情况。坏死心肌是真正不可逆的心肌损害，即使冠状动脉血流得到恢复，心肌也无法复活，心脏功能也不会得到有效改善。冬眠心肌在长期低血流灌注状态下通过减少能量消耗、降低收缩功能来保证心肌细胞存活。顿抑心肌在短暂的急性缺血后，心肌细胞虽然没有发生坏死，但结构、功能和代谢均已发生了变化，处于"晕厥"状态，后两类患者在心肌血流灌注有效恢复一段时间后，心功能有可能恢复正常。

心肌灌注显像对鉴别梗死后心肌细胞是否仍然存活具有重要价值，也是决定冠状动脉搭桥术或冠状动脉形成术是否可行、评价疗效和估计预后的重要依据。如果梗死处的心肌是冬眠心肌或顿抑心肌，则需要即刻行冠脉搭桥术，尽早恢复冠脉供血，最大限度地保护心肌细胞功能。相反，如果梗死处的心肌已坏死，则没有必要再做冠状动脉搭桥术，因为即使恢复了血供，坏死的心肌也无法复活。更值得一提的是，坏死处的心肌再次发生心脏事件的概率已大大降低，因此也不必非得"搭桥"不可。

随着我国心血管病的发病率逐年上升，需要做冠状动脉搭桥术的患者将越来越多。建议这些患者在术前加做一次心肌灌注显像检查，了解一下梗死区的心肌活力，最大限度地避免不必要的冠脉搭桥术。

（陈绍亮　顾宇参）

○ 摘编自《大众医学》2007 年 5 月

---

── 专家简介 ──

陈绍亮

---

陈绍亮，教授，博士生导师。曾任上海市医学会核医学专科分会第四届主任委员，复旦大学附属中山医院核医学科主任，复旦大学核医学研究所所长，上海市影像医学研究所副所长。目前还担任国内外十余家专业杂志编委，《中华核医学杂志》顾问。长期从事影像医学、核医学临床诊治、教学和研究，专长于肿瘤及心脑血管、甲状腺、骨、肝胆疾病的核医学诊断和放射性核素治疗。

# 十一、揭示大脑秘密的金钥匙

面对复杂而又迷宫般的大脑，人类对脑的探索是永无止境的。很多疾病都会在大脑上留下永恒的"痕迹"，研究大脑上的这些蛛丝马迹，就是揭示大脑秘密的金钥匙。

神经核医学，就是聚焦于大脑，通过 SPECT/CT 局部脑血流灌注显像、神经受体显像等技术，研究脑血管病、帕金森病、癫痫、痴呆、抑郁及焦虑等精神疾病留在大脑上的"蛛丝马迹"，揭示深藏于大脑内部的秘密。

## 脑功能显像

脑是人体内新陈代谢最为旺盛的器官，脑内各个部位的血流量不尽相同，通过研究脑血流灌注情况，可以深入揭秘大脑功能。

脑血流灌注显像是应用放射性示踪剂进入血脑屏障后，在脑组织内的聚集量和血流量成正比，应用 SPECT/CT 进行采集和图像处理，获得脑血流灌注图像。由于脑血流灌注与功能密切相关，脑血流灌注显像又可称为功能性脑显像。当脑内发生病变时，病灶局部的血流灌注减少或增多，在图像上可表现为放射性减少或增高区，为中枢神经系统疾病的诊断和治疗提供有价值的信息。

除了脑血流灌注显像，还有一种利用脑对示踪剂的特殊摄取和结合来反映脑功能，如受体显像等。可以对脑血管病、痴呆、癫痫、抑郁症等疾病的诊断提供帮助。

## 脑部疾患诊断

通过对脑血流灌注显像的分析，可以对脑血管疾病、癫痫、痴呆、颅脑损伤等疾病进行精准的诊断和评估。患者在治疗前后进行多次 SPECT（单光子发射计算机断层成像术）检查，通过对图像进行动态比较，可以为制定手术计划、术后治疗、疗效观察等方面提供重要信息。对于脑梗死患者，SPECT 检查可以看到许多 CT、MRI 无法看到的征象，如过度灌注，在发病数日后，在梗死区周围出现放射性增高区。

烟雾病是大脑两侧颈内动脉虹吸部及大脑前、中动脉进行性狭窄或闭塞，使脑实质和脑膜广泛侧支循环形成。脑 SPECT 研究主要用于观察受累区域的血流灌注受损情况，通常 SPECT 显示的病灶较 CT 观察到的低密度损伤范围大、数量多。

癫痫是一种慢性脑部疾患，以脑部神经元过度放电所致的突然改变和短暂的中枢神经系统功能失常为特征。癫痫在发作期，如同交通堵塞，脑部血供减少，发生暂时性功能变化。因此，发作期脑 SPECT 影像表现为放射性增高灶，发作间期呈放射性减低灶。这种表现可定位癫痫病灶，为癫痫诊治决策和疗效判断提供科学依据。

### 精神疾病辨别

脑功能显像，对于痴呆和精神疾病的客观诊断和预后评估，也有着不可或缺的临床价值。

痴呆是由于大脑器质性或代谢性病变造成的进行性智能减退。痴呆有脑实质损害和脑血流改变，局部脑血流降低程度与智力障碍程度有关，不同类型痴呆，其局部脑血流灌注的显像有其不同的特点。

精神疾病是一大类精神活动异常疾病，包括精神分裂症、情感障碍、抑郁、焦虑等。由于 CT 或 MRI 对大多数精神疾患无定位病灶，SPECT 和 PET 所显示功能性改变为精神疾病患者提供了更好的客观诊断标准和预后估计。

脑 SPECT 显像除了诊断抑郁症以外，还可用于慢性疲劳综合征、艾滋病、痴呆、强迫症等鉴别诊断。

除了上述疾患以外，脑血流灌注显像的应用和研究范围还十分广泛，对包括药物依赖、酒精成瘾、艾滋病脑病变、帕金森病、亨廷顿病、儿童行为异常、进行性核上性瘫痪、一氧化碳中毒后改变等，都很有应用研究的价值。

（刘兴党）

## —— 专家简介 ——
### 刘兴党

刘兴党，主任医师，教授，医学博士，博士生导师，上海市核医学质量控制中心主任，复旦大学附属华山医院核医学科主任。上海市医学会核医学专科分会第四、五届委员兼秘书，第六届副主任委员。擅长骨质疏松诊断与治疗，甲状腺功能亢进症[131]I 治疗，肿瘤骨转移核素镇痛治疗，核医学体内、体外诊断与治疗等。

# 十二、甲状腺结节，是切还是留

随着人们生活水平的提高和健康意识的增强，健康体检是管理健康的重要途径，可以早期发现潜在的疾病，及时给予治疗。常规外科体检与甲状腺超声成为多数体检的常规项目，越来越多的体检报告上出现了"甲状腺结节"五个刺眼的大字，更多的人成为"结节一族"。

有人一听到"结节"两个字就非常紧张，生怕自己得的是不治之症；另一些人则认为结节没什么大不了的，既不痛又不痒，随它去好了。其实这两种极端观点都是不科学的。

首先需要明确的是，并不是所有的结节都是恶性的，相反，甲状腺结节背后有许多种可能。

结节是多种甲状腺疾病的体征，从最常见的结节性甲状腺肿、甲状腺囊肿、甲状腺腺瘤，到凶险的甲状腺癌都有可能。由此，一味紧张和听之任之都是不可取的。一旦发现甲状腺结节，第一时间应做进一步的检查和评估，判断其性质才是科学的做法。

医生应收集患者的完整病史，并对甲状腺及附近的颈部淋巴结做详细检查。一旦发现局部存在肿大的淋巴结，就要高度怀疑结节的恶性性质。此外，如果近亲属中有甲状腺癌患者或肿块快速生长造成气管等邻近器官的压迫，出现呼吸不畅、吞咽困难、声音嘶哑等，均提示结节为恶性的可能性较大。

一提到判断肿块的性质，不少人首先想到的就是做 CT、磁共振。其实，对于甲状腺这样比较表浅的器官，使用 B 超就能清晰地窥见其全貌。如今 B 超已经可以检查出直径仅为 2 毫米的微小结节。B 超不仅能忠实显示结节的大小、形态、境界和位置，还可提示结节是否有钙化、血流状况如何。如果发现结节中有微小的钙化、局部低回声、结节之间血液供应较为丰富，则提示有恶性的可能，应做进一步的检查。

B 超无创、快捷、价廉，是判断甲状腺结节性质的首选检查，但这并不意味着 CT 和磁共振就毫无意义。CT 和核磁共振的空间分辨率较高，在精确定位结节及与毗邻组织(如重要血管、神经等)的关系上具有较大优势，对于需要手术的患者是很有必要的。

甲状腺有一个特点——对碘有特别的"嗜好",人体摄入的碘基本都富集在甲状腺中。这一特点为核医学检查甲状腺提供了便利。在人体中引入少量具有放射性的碘同位素,通过血液循环富集在甲状腺中。通过特殊的 $\gamma$ 射线照相机,就能让甲状腺显像。根据甲状腺组织中碘的浓度,标记上不同的颜色。摄取碘较少的结节颜色较深,称为"冷结节";与周围组织吸碘程度相同的结节称为"温结节";如果吸碘量比周围组织更多,颜色就更为鲜亮,称为"热结节"。"温度"恰恰暴露了结节的性质。一般情况下,恶性结节较少吸收碘,所以一旦核医学检查发现"冷结节",就要引起高度警惕。

甲状腺结节应结合患者的各种症状和体征进行综合判断,如通过常规的影像和实验室检查无法判定性质,可做穿刺抽取部分结节细胞进行病理检查。但是,一次阴性检查结果并不能说明问题,有可能并没有抽取到癌变的细胞。因此,甲状腺结节患者应根据医嘱定期随访,密切关注病变的动向。一旦各种证据都提示结节存在恶变的倾向,应毫不犹豫地手术切除。

(吕中伟　张　倩)

○ 摘编自《文汇报》2011 年 6 月 9 日

# 十三、规范指南,科学推广$^{131}$I 治甲亢

自 20 世纪 40 年代首次应用$^{131}$I 治疗甲状腺功能亢进(简称甲亢)至今,全球已有数百万甲亢患者接受$^{131}$I 治疗,并获得了良好的效果。在美国,近 70％的甲亢患者采用$^{131}$I 治疗。我国仅有 32％的内科医师推荐$^{131}$I 治疗甲亢,而近 70％的受访甲亢患者则倾向于$^{131}$I 治疗。

造成这些的原因可能与内科医师考虑$^{131}$I 治疗会造成辐射损伤及甲状腺功能减退等有关,同时与核医学科医师与内科医师就有关知识的沟通不够,国内缺乏以循证医学为基础的$^{131}$I 治疗甲亢的相关规范和指南有关。

作为甲亢治疗最有效而常用的方法之一,科学普及、规范应用、积极推动$^{131}$I 治疗极为重要。不仅能为甲亢患者提供一个快速简便、质优价廉、不良反应少、治疗效果好的治疗方法,同时也能有效提升核医学的整体实力,扩大核医学的影响与作用,壮大核医学特别是基层核医学队伍。

指南和规范的数量与质量是一个学科地位与水平的象征,《$^{131}$I 治疗格雷夫斯甲亢指南(2013 版)》是我国第一部以循证证据为推荐强度的甲亢$^{131}$I 治疗规范,是$^{131}$I 治疗甲亢的规范化及合理应用,其意义重大。这本指南科学和客观地指出$^{131}$I 治疗甲亢的有效性与治愈率,为$^{131}$I 治疗甲亢的全面推广提供依据。

(黄　钢)

○ 摘编自《中华核医学与分子影像杂志》2013 年 4 月

# 十四、放射性核素 $^{131}$I 治疗甲状腺疾病

我们人体有一个很美丽的器官，形似蝴蝶，犹如盾甲，它就是甲状腺。甲状腺有什么功能呢？它是人体非常重要的内分泌腺体。甲状腺合成和分泌甲状腺激素，控制人体代谢水平、调节身体对其他激素的敏感性。有很多科学家曾把甲状腺比喻成人体的发动机，能够维持人体正常的生理代谢活动。

甲状腺疾病是常见的内分泌疾病。近年来，甲状腺疾病明显增多。据调查显示，全球患病人数已超过 3 亿，且逐年增加，其中 50％的患者身患此病却并不知晓。女性患者是男性的 3～4 倍，40 岁以上的女性患病率达 10％以上。

因甲状腺激素产生过量所引起的疾病称甲状腺功能亢进症，简称甲亢。主要表现为烦躁易怒、失眠、怕热、腹泻或频繁排便、体重减轻、甲状腺肿大（使颈部肿胀，影响呼吸和吞咽）、心动过速、心律不齐、手部颤抖、疲乏、肌肉无力等。甲亢诊断并不困难，只要根据临床表现和体征考虑到甲亢，进行甲状腺功能检查即可诊断，其中血化验指标表现为：促甲状腺激素（TSH）下降，血清总甲状腺素（$TT_4$）升高，游离甲状腺素（$FT_4$）升高。

甲状腺具有高度选择性摄碘功能，$^{131}$I 衰变时发出射线破坏甲状腺组织，从而抑制甲状腺功能。有很多患者称这种治疗方法是一种"不开刀的手术"。临床适合 $^{131}$I 治疗的患者主要包括：甲亢患者白细胞或血小板降低，不能用抗甲状腺药物治疗；甲亢合并肝功能障碍的患者；甲亢合并房颤的患者。

美国肿瘤协会报告表明，尽管十余年来甲状腺癌的发病率上升了 203％，死亡率并没有明显升高。甲状腺癌的治疗分为基础手术治疗和术后治疗。手术治疗包括甲状腺全切术和甲状腺部分切除术，此外一般还加做淋巴结清扫。术后治疗包括内照射（$^{131}$I）和药物治疗（左甲状腺素钠片）。很多甲状腺癌患者做了手术还不够，还需要选择性应用 $^{131}$I 来治疗，这时要看情况进行选择：术前就发现有远处转移，或术中发现有甲状腺外侵犯，或原发病灶＞4 厘米，这种情况就属于高危险，需要进行 $^{131}$I 来治疗；原发灶 1～4 厘米，无甲状腺外侵犯，病理证实淋巴结转移，这种属于中等危险，也需要的；单发灶直径＜1 厘米，或多发病灶中每一病灶直径＜1 厘米且无其他危险因素，可不行核素治疗。

有些患者可能有疑问，为什么做了手术还需要用 $^{131}$I 来治疗？这是因为，$^{131}$I

可以清除残留的甲状腺组织(清甲),同时消除残留甲状腺组织中的微小病灶,降低复发和转移的可能性;促甲状腺激素(TSH)升高使分化型甲状腺癌(DTC)摄碘增强,有利于$^{131}$I显像发现病灶;有利于通过检测血清 Tg(甲状腺球蛋白)水平判断复发或转移,有利于对转移灶的治疗。手术只是切除部分或局部的病灶,对于转移、残留灶等,$^{131}$I治疗起到很大作用。

(邢 岩)

○ 摘编自"医遛健康"微信平台 2016 年 9 月 8 日

# 十五、甲状腺癌术后要尽早 $^{131}$I 治疗

随着甲状腺癌发病率的逐年升高,甲状腺癌手术以后的 $^{131}$I 治疗也越来越受到医生和患者的重视。但由于一些患者本身对甲状腺癌的严重程度不够重视,或者还抱有"谈核色变"的陈旧观念,使得许多甲状腺癌患者错过了 $^{131}$I 治疗的最佳时机,也错过了根除肿瘤细胞的大好机会。临床上经常会碰到甲状腺癌患者在手术数年后出现复发和转移,有些患者甚至等到全身广泛转移了才想起来接受 $^{131}$I 治疗,实在令人扼腕叹息。

实际上,虽然大多数甲状腺癌的发生、进展都较其他肿瘤来得慢,但并不代表手术切除原发灶就能解决一切问题了。后续的 $^{131}$I 治疗不仅十分必要,更是要尽早治疗。

甲状腺癌病灶有个特点,就是它特别善于"潜伏"。它在甲状腺组织内的进展周期很长,且多呈现为双侧、微小、多灶的特点,还容易出现局部器官浸润和局部淋巴结转移的趋势。所以,手术后进行 $^{131}$I 清除残余甲状腺是十分必要的。如手术时就已发现转移(如淋巴结转移、肺转移、骨转移),则更需要尽快清除转移病灶。此外, $^{131}$I 治疗后有利于通过全身 $^{131}$I 显像和测定血清甲状腺球蛋白水平监测甲状腺癌,尽早发现甲状腺癌的复发或者转移病灶。

研究表明,甲状腺癌单纯手术切除后的复发率是手术切除加术后 $^{131}$I 治疗复发率的 3～5 倍, $^{131}$I 清除术后残留的甲状腺组织可显著减少肿瘤的复发和转移概率,降低病死率。

为了根除病灶,许多患者都非常愿意接受 $^{131}$I 治疗,但让他们踌躇不前的是,那传说中的辐射"原子弹"是否会在摧毁癌细胞的同时也摧毁体内的健康细胞?自己的身体是否能承受这看似威力巨大的治疗方法呢? $^{131}$I 治疗后的不良反应究竟有多大呢?治疗后是否会危害家里人?治疗后患者生育功能是否会受影响?

其实, $^{131}$I 治疗是非常安全、可靠的,不良反应绝没有传说中那样可怕。虽然 $^{131}$I 是带有放射性的治疗药物,但相比而言,这种治疗的不良反应远比放疗和化疗小,不会引起严重的呕吐、脱发、血尿等。

研究表明, $^{131}$I 本身释放出少量的 γ 射线,因其辐射量较小,对患者今后的婚姻、生育不会产生不良影响,也不会提升其他部位肿瘤的发生概率。治疗过程

中,患者一般只有一些轻度的胃肠道反应、颈部肿胀及腮腺肿胀等表现,其中大多数都将自行缓解,个别反应严重的患者对症治疗后也均能缓解,对患者日常生活和工作没有影响。

（王　辉　王少雁）

○ 摘编自《新民晚报》2010 年 5 月

## —— 专家简介 ——

### 王　辉

　　王辉,主任医师,教授,博士生导师,上海交通大学医学院附属新华医院核医学科主任。中华医学会核医学分会常委兼秘书长,中国医师协会核医学医师分会常委,《中华核医学杂志》常务编委,亚洲核医学论坛执行主任,上海市医学会核医学专科分会第七届委员会主任委员。擅长核素肿瘤的影像诊断和治疗的研究。

# 十六、女性孕前应检测甲状腺功能

根据中国十城市社区居民的甲状腺疾病流行病学调查结果显示,甲状腺功能减退症(简称甲减)患病率为 6.5%,即十城市社区人口中每 15 人中即存在 1 位甲减患者;但由于其症状隐匿,目前仅有不到 5% 的患者接受了治疗。

据了解,我国怀孕妇女甲减的患病率高达 10%~15%。甲状腺疾病对女性特别是育龄期女性的危害大,不但威胁到她们自身的健康,也会威胁到后代的发育。因此甲状腺的相关医学检查比如血液甲状腺激素($T_3$、$T_4$)等指标测定显得尤为重要。

### 危害一:导致宝宝智力下降

甲减女性生下的婴儿罹患某些疾病的危险会增加,其中大多数是智力和发育上的问题。已有多项研究表明,孕妇患临床甲减、亚临床甲减、低 $T_4$ 血症或 TPOAb(甲状腺过氧化物酶抗体)阳性,会使流产和妊娠期并发症显著增加,并造成胎儿脑发育障碍,导致后代智商下降。

目前认为,只有在怀孕前或怀孕早期诊断出甲减,及早治疗,才能避免后代智力受损。但是甲减通常没有症状或仅有轻微临床症状,且这些症状易与妊娠反应混淆,不易被诊断,因此导致治疗率偏低。

### 危害二:增加孩子出生缺陷机会

甲减可能增加孩子的出生缺陷。新的研究发现有甲状腺疾病的妇女更可能生下心脏、肾或脑异常的后代。这项来自美国的研究显示,患有甲状腺疾病的母亲(其中既有甲亢也有甲减,以甲减更为多见)生产的婴儿发生出生缺陷(大脑、肾脏、心脏缺陷以及唇裂、腭裂、多指等)的比例约为 18%。而在普通人群中,该比例仅为 3% 左右。

### 危害三:为女性健康减分

甲减不仅会累及下一代,对育龄期女性本身的健康影响也很大。女性甲状腺功能减退患者在怀孕期间,不能得到早期诊断和及时治疗,可能造成流产、早产、胎盘早剥(非常严重的并发症,会威胁母亲和胎儿的生命)、围产期胎儿死亡等不良生产事件。

### 应对办法：提前检查甲状腺功能

鉴于怀孕期间甲减对母子两代人的健康影响大,育龄期女性在准备怀孕或怀孕早期(最好在怀孕前 8 周)应积极检查甲状腺功能。如果怀孕前发现甲状腺功能减退,应通过治疗使甲状腺功能达标后再孕育下一代;如果在怀孕期间确诊甲减,应尽早进行药物干预治疗,启动时机应当在怀孕的前 8 周,尽早达标,以保证后代智力发育的正常。

专家同时强调,甲减并不是育龄期女性特有的疾病。男性和非育龄期女性都有可能被甲减"青睐"。甲减的临床表现与"亚健康"相似,因此常常容易被忽视,延误了诊断和治疗。然而,甲减可危及全身各组织和器官的健康,如果未能及时发现和治疗,甲减最后会使患者心肌梗死、肾功能衰竭的风险大大增加,甚至导致老年认知方面的障碍。

（余　飞）

○ 摘编自《新民晚报》2014 年 5 月 28 日

—— 专家简介 ——

## 余　飞

余飞,医学博士,博士生导师,同济大学附属第十人民医院核医学临床中心副主任,同济大学临床核医学研究中心副主任。《中华核医学与分子影像杂志》编辑部上海分部副主任,中华医学会核医学分会青年委员,中华医学会核医学分会继续教育学组全国副组长,上海市医学会核医学专科分会科普学组副组长。擅长甲状腺疾病的诊断和治疗。

# 十七、物以"硒"为贵，为甲状腺雪中送炭

大部分人可能还不了解，有一种微量元素"硒"，对甲状腺癌、甲亢、桥本甲状腺炎(慢性淋巴细胞性甲状腺炎)、甲状腺结节等甲状腺疾病的发生和治疗、康复发挥了重要的作用。

## 碘对甲状腺的意义

硒，是人体所必需的一种微量元素，能够清除自由基、增强免疫力、调节人体代谢、对抗有毒物质和促进生殖等。而甲状腺是人体含硒量最高的组织，特别是甲状腺滤泡上皮细胞，表达众多功能性含硒基半胱氨酸的酶。人体甲状腺激素的合成和发挥作用都必须经过硒，硒还可以维持甲状腺内细胞膜的完整性，它和碘一样重要。如果缺硒的话，甲状腺自身免疫性疾病的发病率可能会增高。

硒是多种甲状腺疾病的"削弱剂"。以乏力、易疲劳为主要表现的桥本甲状腺炎为例，很多患者血清甲状腺功能控制得很好，但是甲状腺自身抗体往往偏高，甚至超标。抗体的高水平一般说明甲状腺存在自身免疫攻击，而导致甲状腺细胞受到破坏。这种情况给予硒元素的补充，常有一定效果。研究发现治疗剂量的硒可以使患者甲状腺自身抗体下降，但是需要坚持。

研究同时发现，给予甲亢患者硒治疗时，患者的甲状腺功能可较快恢复正常；在甲状腺癌患者的甲状腺组织中，硒的含量显著低于甲状腺其他疾病和健康人群，提示甲状腺中硒含量低，可能增加患甲状腺癌的危险。

## 食物和药物补碘

最简单的补硒方法是通过药物补充。目前常用的药物是硒酵母，有药片和胶囊两种，一般认为药片的吸收更好一些。它是利用酵母开发出来的一种有机硒，通过硒富集在生长酵母的细胞蛋白结构内生产，硒酵母已被证明远比无机硒安全、稳定、易吸收。当然，硒作为微量元素，也不可过多摄取。

世界卫生组织建议人体日常膳食供给量中每天应有 50～250 微克硒，而甲状腺疾病的患者可根据具体病情，每天摄取的硒保持在 180～270 微克。另外，

胚芽类谷物、牛肉、猪肉、蛋类、动物内脏、海产品等相对含硒量高，可以通过膳食结构调整补充微量元素硒的摄取。

## 特 别 提 醒

　　食物中硒含量高，并不等于对其吸收率就高。一般而言，人对菌类有机硒利用率较高，对鱼类及谷类所含硒利用率相对偏低。因此硒的正确食物摄取方式是多吃强化补充有机硒的食品，同时多吃水果、蔬菜等富含维生素的食物，帮助硒的吸收。

（余　飞）

○ 摘编自《解放日报》2016 年 7 月 5 日

# 十八、碘盐致甲状腺疾病只是推测



近年来，甲状腺疾病患者越来越多。因为甲状腺疾病和碘元素有关，人们便把怀疑的目标投向已经连续 10 余年食用的加碘盐。

那么，沿海地区患甲状腺疾病真是碘盐惹的祸吗？其实，"患甲状腺疾病与碘摄入量有一定关系"仅是一种推测。到目前为止，医学界也仅仅是存在怀疑。在就诊过程中，我们发现甲状腺疾病发病在沿海地区的比例相对较高。现在医学界也在推测，甲状腺疾病发病原因可能是"碘"在作怪，沿海地区摄入海产品较多，而海产品本身就含有大量的碘元素，所以我们怀疑碘元素过剩乃是其中一个因素。但这仅仅是个推测，医学上还没有确凿证据来证明。目前，无碘盐已经进入超市，可以由消费者自由选择。

甲状腺疾病属内分泌系统的疾病，其发病原因很大程度上跟工作压力、生活环境、情绪状况等有关。如今，医学的发展促使甲状腺疾病容易被发现，而且大多数被发现时情况都比较轻微，有些还处于早期、微小隐灶，所以给治愈带来更大的机会和把握。

甲状腺疾病除了我们熟知的甲亢、甲减、甲状腺结节、甲状腺肿大之外，目前甲状腺癌的增加速度也越来越快。但是，得了甲状腺癌并不可怕，因为在癌症中它的治愈率是非常高的。

甲状腺癌细胞需要吸收碘元素，即使是病灶转移到其他器官、骨骼上也一样。因此，甲状腺癌[131]I治疗方法开始推行，患者只需口服药物就可以达到治疗目的，这种口服药物有着丰富的碘元素和杀死癌细胞的放射性元素，当这种药物经过甲状腺癌病灶时，便会被甲状腺癌细胞"吃掉"，可癌细胞并不知道自己已吞服了"慢性毒药"，最终走上自我毁灭之路。目前这种方法对甲状腺癌治疗效果特别好、治愈率很高，而且痛苦小、不良反应小，也不会损耗其他器官，不会影响生活和生命质量。

目前甲状腺疾病在预防上也没有什么好的办法，而且发病时也无特别明显症状，可能平时会感到咽喉不适，吞咽有点不顺，但很容易被忽略，直到体检时被查出。因此要学会自检，最好在每年的体检中做一次甲状腺B超。

我们在临床中还发现，甲状腺疾病发病率女性高于男性，而且甲状腺疾病往往跟乳腺疾病联系在一起。从目前的发病患者来看，25～40 岁的女性发病率最高，女性的发病率是男性的 3～4 倍，往往以年轻白领女性为多，并呈年轻化趋势，有的患者年龄可以小到 5 岁。年轻女性平时要多注重缓解精神压力，保持良好生活习惯。

（王　辉　王少雁）

○ 摘编自《浙江在线》2010 年 8 月

# 十九、善于"伪装"的探癌"尖兵"
## ——$^{18}$F – FDG

当一些肿瘤患者为了了解全身病灶分布情况,或部分人群因有肿瘤高危因素而做肿瘤筛查时,常常会用到一种核医学检查——PET/CT(正电子发射断层显像/X 线计算机断层成像),$^{18}$F – FDG 就是 PET/CT 的一种最常用的显像剂,并因其良好的特性和广泛的适用性而被誉为"世纪分子"。

$^{18}$F – FDG 是指氟代脱氧葡萄糖,其完整的化学名称为 2 – 氟 – 2 – 脱氧 – D – 葡萄糖,简称为 FDG。其中的主角是正电子核素 $^{18}$F,它能发射正电子,每个正电子能与负电子发生湮灭辐射,产生一对 γ(伽马)光子,就像侦察兵发出的信号一样。而 FDG 从化学角度来说,就是我们用 $^{18}$F 离子代替了葡萄糖分子 2 位上的一个羟基,因而能够伪装得与葡萄糖的结构高度相似,能够顺利混入葡萄糖分子大军并被身体组织(包括正常组织和肿瘤组织)误认为是葡萄糖分子。

受检者静注 FDG 后,被摄入肿瘤细胞的 $^{18}$F – FDG 会暂时留在肿瘤细胞内,而且恶性肿瘤细胞由于代谢旺盛,对葡萄糖的需求增加,因此恶性肿瘤组织会比正常组织消耗更多的葡萄糖,同时也就霸占了更多的 FDG。这个伪装的"侦察尖兵"$^{18}$F – FDG 就能发出 γ 光子而被 PET 扫描仪探测到,帮助医生准确检出这些癌症病灶。

利用正电子核素标记的显像剂大多是我们体内本来就有的或正常代谢需要的物质,被伪装得连身体组织都不能识别出来,于是进入人体后延着相似分子的代谢途径进行分布,帮助医生或科研工作者进行相关的医学诊断或研究。

大多数恶性肿瘤都会表现出对 $^{18}$F – FDG 的明显高摄取,但是也有少数的恶性肿瘤对 FDG 摄取增高不够显著,比如低级别胶质瘤、肺腺癌中的微浸润癌、部分黏液腺癌、高分化肝细胞肝癌、较小的肾脏透明细胞癌等等。同时身体的正常组织同样会摄取 FDG,产生生理性摄取,炎性病灶和部分良性肿瘤也能够摄取 FDG 并表现为较高的摄取,因此这个"侦察兵"也没有我们期望中的那么智能,最终诊断和鉴别诊断还得靠诊断医生的综合分析。

(赵晋华　宋建华)

# 二十、百变"侦察兵"——$^{99m}Tc$

核医学所做的各种显像检查都需要用到各种不同的显像剂,而绝大部分的 SPECT(单光子发射计算机断层成像术)显像剂都离不开一个共同的核素——锝- 99m($^{99m}Tc$)。这是一种处于激发态(高能态)的放射性核素,最终能够发生 γ 衰变变成基态(低能态)的 $^{99}Tc$,$^{99}Tc$ 是稳定性核素,没有放射性,SPECT 正是探测它发出的 γ 射线来显像。因 $^{99m}Tc$ 的良好特性而被用来标记几乎所有的 SPECT 显像剂,被誉为"万能核素"。

$^{99m}Tc$ 的良好特性包括:理想的半衰期,$T_{1/2}$(半衰期)为 6.02 小时;单一的 γ 射线,99％为 140 千电子伏,无 β 衰变;所需剂量小,无毒,人体组织对其 γ 射线的吸收剂量小;化学性质、生物特性适宜标记所有核医学显像药物。

临床常用的锝标显像剂包括我们常见的骨显像用的 MDP(亚甲基二膦酸盐)、肾动态显像用的 DTPA(二乙三胺五乙酸)和 EC(双半胱氨酸)、肺灌注显像用的 MAA(大颗粒聚合人血清白蛋白)、心肌灌注显像用的 MIBI(甲氧基异丁基异腈)、脑血流灌注的 ECD(双半胱乙酯)等等,$^{99m}Tc$ 犹如"百变侦察兵",根据不同场合而穿戴上不同的"衣服帽子"(被组装上不同的分子)。

这种万能核素来自钼-锝发生器,在钼-锝发生器中,放射性钼- 99 是母核,能发生 β 衰变而成子核 $^{99m}Tc$,我们用生理盐水将 $^{99m}Tc$ 洗脱出来,并将其加入到不同的药盒之中进行化学合成,得到 $^{99m}Tc$ 标记的各种放射性药物,也就是前文提到的各种显像剂。

钼-锝发生器可以每天淋洗得到产品,而被戏称为"母牛",淋洗的过程也被称为"挤奶"。只是这种"牛奶"既不含三聚氰胺,也没有任何的蛋白质,但它含有的是能发出 γ 射线的 $^{99m}Tc$,就像侦察兵携带的信号发射器,让 SPECT 能够敏感探测到放射性药物在体内的分布位置(如骨显像),或随时间而变化的剂量曲线(如肾动态显像),从而发现病变。

(赵晋华　宋建华)

# 二十一、精确制导的"核弹"——$^{131}$I

说到碘，我们首先想到的肯定是家里的食用碘盐、医院的碘酒，有过医院 CT 检查经历的人还会知道有 CT 的碘对比剂。这些都是碘制品，但是我们这里要说的是放射性碘——$^{131}$I。

那么我们核医学为什么也要用到碘呢？我们知道碘是我们人体所必需的微量元素之一，是合成甲状腺素的重要原料，而甲状腺也是人体唯一能富集和使用碘的器官。人体摄入的碘除一部分排泄出去之外，剩下的都存储在甲状腺组织内。当发生甲状腺功能亢进时，就是甲状腺素合成或释放过多。外科治疗的方法是切除一部分甲状腺组织，内科是用抗甲状腺药物抑制甲状腺激素的合成，第三种方法就是我们核医学利用$^{131}$I 的辐射性来破坏一部分甲状腺组织，目的都是使合成的甲状腺激素减少或恢复到正常水平。这第三种方法一方面利用了碘元素在甲状腺组织的特异性富集作用，另一方面利用了放射性碘元素产生辐射的生物效应。犹如我们发射了精确制导的生物导弹一样，定向地摧毁一部分甲状腺组织，而且$^{131}$I 因为有较长的半衰期（$T_{1/2} = 8.04$ 天），犹如投下了一个连环炸弹在持续起作用。对于分化型甲状腺癌手术后的清除残余组织以及治疗转移灶，也是同样原理。

我们所熟知的$^{131}$I，能同时发生两种衰变，一种是 β 衰变，一种是 γ 衰变。β 衰变会放出 β 粒子，也就是电子，对所在的甲状腺组织进行破坏，我们的治疗就是利用这种生物效应在起作用，这也是$^{131}$I 的主要衰变形式。但是这种 β 粒子在体内的射程非常短，作用距离只有 1 毫米左右，所以只对甲状腺组织有破坏作用，对周围组织几乎没有影响，对周围人群更是不会产生任何影响。而且我们根据甲状腺病变组织的大小控制投入的$^{131}$I 的剂量，以便能够保存少量甲状腺组织继续发挥生理功能。γ 衰变是另外一种衰变形式，放出的是 γ 射线，这种射线射程长，能穿出人体，用核医学仪器可以在体外探测到。所以对于甲状腺癌碘治疗的患者，还可以在使用$^{131}$I 治疗后做碘扫描，获得全身转移灶的分布情况。但是这种 γ 射线只适合用于核医学显像，它的生物效应可以忽略不计。

有些人听到辐射可能会有莫名的恐惧，这种恐惧可能是来自于原子弹爆炸和核泄漏所带来的危害。但在我们医学领域的辐射都是微量的、可控的，而且一定是利大于弊才允许使用的，所以完全不用担心。利用[131]I治疗甲亢是目前世界上公认的有效方法，安全、简便、疗效肯定，没有外科手术的损伤，没有抗甲状腺药物的不良反应，适宜除妊娠和哺乳期妇女之外的所有人群。至于治疗中有人担心[131]I有致癌及白血病、胎儿先天性异常的危险，经过半个世纪的临床实践，这些担心也被证明是多余的。国内外数十年来的临床观察中，没有发现因[131]I治疗而致白血病和甲状腺恶性肿瘤的发生率增加，胎儿畸形也没有超过自然发生率，对生育力和后代发育也没有影响。当然，治疗过程中还是要尽量避开孕期和哺乳期。

（吕中伟　宋建华）

# CHAPTER TWO

# 问名医

# PET/CT | 应 | 用 |



## 1. PET/CT 在肿瘤治疗决策中的应用有哪些

近年来,我国肿瘤的发病率仍在不断攀升,就诊的患者中 80％～90％为中晚期,肿瘤的早期诊治尤为重要。

PET/CT 显像可以获得全身图像,医生可以一目了然地掌握病患原发肿瘤以及全身的转移情况,并且可以对病灶精确定位,在最大程度上保证了肿瘤分期的准确性。PET/CT 显像在肿瘤分期中的价值在三方面：探查到形态学上未发生变化的病灶而影响分期;通过改变分期来影响肿瘤患者的治疗方案;[18]F-FDG 是正电子标记的葡萄糖类似物,应用[18]F-FDG 的 PET/CT 显像是公认的肿瘤分期的首选方法,尤其在肿瘤的淋巴转移和远处转移分期方面有绝对优势。

> **生活实例**
>
> 一名 61 岁的女性患者因"右乳癌术后 22 月,腰痛 3 周"入院。腰椎平片：L1 椎体右上缘稍凹陷变扁;胸部 CT 平扫：双肺多发小结节。通过 PET/CT 检查,医生发现患者右锁骨上、右锁骨下、纵膈有多发淋巴结转移,双肺多发转移,右前胸壁转移,胸、腰椎及骨盆多发骨转移灶。

一次 PET/CT 检查可了解全身情况,为不明原因的转移性肿瘤寻找原发病灶,并提供准确的穿刺或组织活检的部位,协助临床医生制订最佳的治疗方案。

当存在以下一种或几种状况时,需要及时做一次 PET/CT 检查了解自己的身体状况：转移性肿瘤就诊患者;不明原因发热;不明原因体重下降;肿瘤标志物升高。

应用[18]F-FDG 的 PET/CT 显像显示肿瘤代谢活性变化及肿瘤大小变化,FDG 摄取减少或消失是治疗有效的早期标志。化疗 24 小时后 PET 显像即可捕捉到肿瘤代谢变化。[18]F-FDG 的 PET/CT 显像可及时评价治疗效果、修正治疗方案,早期中断不成功的治疗以避免相关的药物毒性。

应用 $^{18}$F-FDG 的 PET/CT 显像进行恶性肿瘤筛查,检出恶性肿瘤的阳性率为 0.7%～5%,明显高于传统的筛查方法;以 FDG-PET 作为筛查手段,对肺恶性肿瘤筛查数据显示,FDG-PET 显像肺阳性结果的 80% 都是肺癌 I 期。

(赵晋华　邢　岩)

## 2. PET/CT 在哪些肿瘤诊疗中更有优势

PET/CT 能够发现肿瘤的形态学变化及代谢变化,适用于肺癌、淋巴瘤、黑色素瘤、消化道肿瘤、乳腺癌、头颈部肿瘤和妇科肿瘤。应用 PET/CT 可以对肿瘤进行诊断、分期、预后判断、疗效评价等。其中,PET/CT 在以下肿瘤分期和疗效评价方面更占优势。

(1) 淋巴瘤治疗有效后复查。

淋巴瘤是少数几种可以治愈的肿瘤,早期治疗反应评估对能否治愈起决定性作用。PET/CT 在淋巴瘤的疗效监测方面具有独特优点,可以早期发现淋巴瘤治疗后的代谢和结构变化。国内外大部分指南的指导性意见是:化疗前 PET/CT 显像进行分期,以便对病变范围进行准确评估;在化疗 3～4 程后进行 PET/CT 显像了解肿瘤对化疗的反应,以决定是否调整治疗方案;在化疗结束后 1 个月或放疗后 3 个月进行 PET/CT 显像来评价治疗效果。

(2) 早期判断食管癌术前化疗反应。

食管癌的术前化疗即新辅助化疗可使患者受益良多。对于新辅助化疗完全或部分缓解的患者,进一步手术治疗,对提高远期生存率有益;对于新辅助化疗无反应的患者,术前化疗可能延误手术时机,并可能诱导耐药癌细胞生长。故术前准确判断患者对新辅助化疗的反应非常关键。而 PET/CT 可以在化疗早期区分有反应和无反应的肿瘤,用于评价局部晚期食管癌手术前化疗疗效,避免无效的术前化疗,尤其是在肿瘤可能切除时。

(3) 宫颈癌患者术前评估。

宫颈癌累及范围不同,临床治疗措施也不同,PET/CT 能够准确显示宫颈癌病灶的范围、大小、与邻近组织器官的关系、有无淋巴结转移等。将 PET/CT 与增强 CT 联合起来,作为"一站式"检查技术用于宫颈癌患者的术前评估,可以显示宫颈癌原发病灶的范围,判断盆腔淋巴结有无转移、查找全身远处转移病灶。在全面了解患者病灶分布的情况下,临床可以更好地选择治疗方案,提高患者的治愈率。

（4）鉴别脑肿瘤的恶性程度和分级。

脑肿瘤恶性程度不同，其临床病程、治疗手段及预后亦不相同。[18]F－FDG 的 PET/CT 可用于脑肿瘤术前的分级：星形细胞瘤Ⅰ～Ⅱ级时病灶代谢不高，表现为放射性浓聚程度不高，甚至低于正常脑组织。而Ⅲ、Ⅳ级胶质瘤病灶为高代谢病灶，表现为放射性异常浓聚影。另外，运用[18]F－FDG 的 PET/CT 显像在脑肿瘤放射性坏死与复发的鉴别诊断、活检部位的确定、转移性脑肿瘤活性的评价和原发灶的寻找等方面都有独特的作用。

（赵晋华　邢　岩）

# 3. PET 与 CT "牵手"

顾名思义，PET/CT 确实是 PET 加上 CT，这项 21 世纪诞生的分子影像学检查新技术，巧妙地将 PET 与 CT 安装在一台仪器上，相互配合、补充，PET 与 CT 就此"牵手"——PET/CT。

2000 年美国著名的《时代》杂志第 12 期封面上出现了"1＋1＝3"这样一个不等式，来说明 PET/CT 的价值已超越了 PET 与 CT 两者的单纯相加。进行一次检查可获得 PET 代谢显像、CT 解剖图像以及两者的融合图像，这台机器将 PET 与 CT 的优点有机地融合在一起，发挥彼此间的优势。

与 CT 检查比较，PET/CT 不仅具有 CT 显像的高分辨率的解剖图像，更能提供 PET 显像带来的代谢显像，犹如红外线摄像头，让黑夜再也不能阻挡我们的眼睛。与传统的 PET 比较，PET/CT 对病灶的定位更为精确，探测灵敏度大为提高，检查时间由原来的 80～90 分钟缩短到 30 分钟之内，受检者将更为舒适，同时避免了某些单纯 PET 阴性肿瘤的漏检。

PET/CT 适用范围广，检查项目多，适用于多种疾病的诊断及疗效监测。主要包括以下几个方面：

（1）肿瘤疾病（如肺癌、消化系统肿瘤、淋巴瘤、黑色素瘤、妇科肿瘤、甲状腺癌、胰腺癌等）：用于肿瘤患者的病情评估与肿瘤分期；大多数良性与恶性肿瘤的鉴别；肿瘤治疗的疗效评估与检测；对原发灶不明的转移性肿瘤，可以寻找原发灶。PET/CT 还可用于辅助放疗定位，可以使放疗医师了解病灶的代谢情况，根据肿瘤的生物靶区制订放疗计划。

（2）神经及精神疾病：癫痫患者术前定位、老年性痴呆的诊断与分型、精神疾病的评估、脑外伤后脑代谢状况评估、帕金森病受体显像、肿瘤的氨基酸代谢、胆碱代谢显像、吸毒成瘾性评估等。

（3）心血管疾病：PET/CT 可以同时应用 CT 的冠状动脉造影、钙化分数测定和 PET 的心肌血流灌注显像，将心脏血管硬化和心肌缺血情况通过一次检查完成，使冠心病得到更全面的诊断评估。PET 葡萄糖代谢显像，可对心肌活力进行评估，及对心肌血运重建手术进行术前评价与疗效监测等。

（4）全身情况检查：肿瘤高危人群(有肿瘤指标升高、疑似肿瘤早期症状、肿瘤家族史、长期接触致癌因素等)可进行运用$^{18}$F‐FDG 的 PET/CT 显像。

与 X 线、CT 检查相同，孕妇与儿童应避免接受 PET/CT 检查。使用胃肠钡餐检查的患者，需要钡剂排出体外后再行 PET/CT 检查，一般需要一周。对同一天进行 PET/CT 检查而且需要 CT 增强扫描者，建议完成 PET/CT 检查后再进行 CT 增强扫描(需要静脉注射或口服造影剂)。

（赵　军　宋结平）

## —— 专家简介 ——

## 赵　军

赵军，主任医师，医学博士，同济大学附属东方医院核医学科主任。中华医学会核医学分会常务委员兼 PET 学组组长、PET/MR 工作委员会副组长、中国医师协会核医学医师分会常务委员兼青年工作委员会主任委员、中国核学会核医学分会常务理事、上海市医学会核医学专科分会第八届委员兼秘书。1995 年开始从事 PET 临床工作，对 PET/CT 诊断具有丰富的临床经验。

# 4. 做 PET/CT 监测，个体化治疗肿瘤

治疗肿瘤过程中经常会发现：患同种类型肿瘤的不同患者，对同一化疗药物敏感度常不相同，疗效不一；甚至同一个体，在不同的阶段，化疗效果差别都很大。显然，如果能在化疗效果好的时候及时给予治疗方案，而在效果不佳时停止或替换此治疗，会更有针对性。不但能减少患者痛苦，提高生活质量，而且还能提升总体疗效。

这也正是目前受到关注的肿瘤个体化治疗，就是完全根据患者个人实际情况采取有针对性的治疗。不过，要做到"个体化"治疗并非易事。比如，化疗效果的好与坏怎么判断？如何才能及时判断以至预测化疗的效果呢？

PET/CT 可借助[18]F－FDG 显像剂，"看到"肿瘤糖代谢的情况，从而让医生能及时了解和掌握肿瘤的变化情况。医生根据 PET/CT 的监测结果，就可以判断出化疗对肿瘤是否有效，并及时采取针对性的措施。这就是"个体化治疗肿瘤"，即要借助各种手段，筛选出对肿瘤组织具有高度敏感性、对正常组织损伤最小的治疗方案；减少患者不必要的痛苦和经济浪费，真正达到肿瘤个体化治疗的目的。

（刘建军）

—— 专家简介 ——

**刘建军**

刘建军，主任医师，教授，博士生导师，上海交通大学医学院附属仁济医院核医学科主任。中华医学会核医学分会委员，《中华核医学与分子影像杂志》编委，上海市医学会核医学专科分会第八届委员会委员兼秘书，上海市核学会临床核医学专业委员会副主任委员。

## 5. PET/CT 检查有哪些注意事项

PET/CT 检查前后注意事项对于保证检查的准确度和人体的健康都很重要，在检查前受检者应该要多了解一些 PET/CT 检查的注意事项，这样可以使检查过程顺利进行，避免出现结果误差。

PET/CT 检查前注意事项：

（1）如果检查当天不能按照预约时间做检查，需要至少提前一天通知医生，避免显像药物的浪费。

（2）在检查前 24 小时不要喝酒、不要做剧烈的运动、不要长时间运动，最好保证清淡饮食；避免服用止咳糖浆、糖啶类药物等含糖类药物。检查前 6 小时开始禁食、禁饮含糖饮料和禁静脉滴注葡萄糖液，可饮用少量清水。

（3）携带好自己的相关资料，包括病史记录、CT 片、磁共振片、B 超、病理报告、肿瘤标志物等各种检验报告，以便进行比较。

（4）糖尿病患者正常用降糖药，以免因血糖过高而影响检查时间及效果，血糖控制在 8 毫摩/升以下，最高不超过 10 毫摩/升。

（5）孕妇和哺乳期妇女原则上避免此项检查，若病情需要而必须进行时，应详细向患者说明可能对胎儿的影响；哺乳期妇女在注射显像剂 24 小时内避免哺乳，并远离婴幼儿。

（6）显像检查进行前，受检者在注射显像药物后应该保持安静、不要走动，还要尽量避免与人交谈，可以饮用少量清水。

（7）进入检查室时，受检查者应该除下身上所戴金属饰物和手机等。

（8）注射显像剂后，排尿时注意不要污染到衣物、体表。

PET/CT 检查后注意事项：尽量多喝水，以利于显像剂的代谢，尽快排出体外；检查后 10 个小时内请不要接触孕妇或者儿童。

（吕中伟）

## 6. PET/CT 适用人群有哪些

PET/CT 显像能检出绝大部分的肿瘤病变，但并非全能检查，目前的技术水平还不能将早期的病变一网打尽。目前 PET/CT 显像常规使用的药物是正电子标记的葡萄糖类似物 $^{18}F-FDG$，有些恶性肿瘤的糖代谢水平较低，如部分神经内分泌肿瘤、肾透明细胞癌和部分低度恶性肿瘤等，用 PET/CT 筛查极易漏诊，导致假阴性。另外，PET/CT 的分辨率还不是很高，面对部分小于 5 毫米的病灶，有时会显得力不从心。

对于以下人群，为解除心理顾虑，在经济条件许可的情况下，可以将 PET/CT 作为肿瘤筛查手段：

（1）肿瘤家族史人群：是指家族几代都有肿瘤病史。经科学研究，癌症具有一定的遗传性，尤其是食管癌、肺癌、乳腺癌、胃癌、肠癌等常见恶性肿瘤，尤其是如父母有此类病史，子女患该病的概率高出数倍。因此，有家族肿瘤史的人群进行早期检测监控是非常有必要的。

（2）长期受慢性病困扰的人群：由于患病已久，如乙肝、慢性萎缩性胃炎等，平日大多以药物控制，这类人尤其需要注意身体检查，特别是当出现症状程度逐渐加重时，一定要引起重视，定期进行 PET/CT 检查，排除一些病情加重及并发症，早期发现，避免更大的损失。

（3）熬夜、生活压力大、身体透支者：如高层公务员、企业高管、演艺明星等，作为社会和家庭的顶梁柱，责任大、工作压力大、生活起居没有规律，加上应酬较多，身体长期处于透支状态，有些疾病已处于潜伏期，等出现症状再做检查，为时已晚。

（4）有不良生活习惯者：长期作息无规律、暴饮暴食、酗酒抽烟、没有良好的卫生习惯等；平日经常咳嗽、咯痰、胸痛、痰中带血、呼吸困难等；大便不规律、便中带血、腹部肿块；进行性消瘦、体重下降明显等等，这些情况均需引起注意，通过准确的检查诊断，早期发现、早期治疗。

（吕中伟　石洪成）

## 7. 被科技绑好的"大闸蟹"

PET/CT 检查需要使用核素药物作为探查身体的主要工具，这个过程中要利用药物产生的 γ 射线，因此可能会引起患者的猜忌与担忧。但是 PET/CT 检查是非常安全的。"谈核色变"的问题之所以存在，最主要的还是大家对"核"不了解，从而在心理上建立起一个恐惧的围墙：宁可放弃，也不冒险。这种回避风险的性格特征能让我们远离未知的风险。

但是，在我们了解到事物的本质后，往往能在探索后获得更多的利益，比如"第一个吃螃蟹的人"，他在吃螃蟹的时候肯定也是胆战心惊。但是现在我们知道，只要不被螃蟹夹到手，蟹黄和蟹肉是非常美味又营养的。现在科学界的种种科研探索都是如此，将未知转化为已知，从而更好地为人类服务。

PET/CT 使用的显像剂或称为"放射性药物"，就是一只被科学技术绑好了准备下蒸锅的"大闸蟹"。PET/CT 检查已经为我们服务了近 20 年，全国范围内每年都有超过 50 万的患者从 PET/CT 检查中获益，一次 PET/CT 的有效辐射剂量一般都小于 10 毫希，属于医院常规使用的检查方法。PET/CT 使用的显像剂，它的化学剂量更微小，在纳克级别，远小于一般药物的有效剂量（毫克级别，1 纳克＝0.000 001 毫克），理论上和实践中均不会出现过敏反应。

PET/CT 这项检查属于无创性全身检查，在肿瘤早期诊断、精准临床分期以及治疗后疗效判断方面具有明显的优势，所以从效率和体验上都容易被大家接受。

（赵　军）

## 8. 做核医学检查的住院患者对医护人员的辐射有多少

临床上许多住院患者因为病情需要做核医学相关检查。核医学检查需将放射性药物注射进患者体内。因此，当患者完成检查回到病房后，就会对身边的人造成辐射。那么这种辐射会影响医务人员的身体吗？如果女性医务人员怀孕了，对胎儿是不是有影响呢？临床上很多医务人员心里都有这样的疑问，但是对这些问题都不是很清楚。

核医学诊断使用的核射线为 $\gamma$ 射线（$^{99m}$Tc、$^{18}$F 等），核素治疗目前使用的射线多为 $\beta$ 射线（$^{89}$Sr、$^{131}$I 等）。$^{131}$I 既发射 $\gamma$ 射线又发射 $\beta$ 射线。$\gamma$ 射线为光子，不带电荷，穿透力强，辐射损伤小。$\beta$ 射线为电子，带负电荷，有一定质量，穿透力弱，射程短，射线能量被组织吸收，损伤大。比如 $^{131}$I 治疗甲亢，其发射的 $\beta$ 射线能够杀伤甲状腺细胞，但对周围的甲状旁腺、喉返神经等无损伤。$^{131}$I 发射的 $\gamma$ 射线及其他核素发射的 $\gamma$ 射线对患者是安全的，对周围人的辐射影响更小。同时，由于这些核素的半衰期短，其辐射能较快消失。

《实用放射及同位素》的一篇文章里对核医学科技术员（包括孕妇）、病房护士、家属、护工等的辐射安全性进行了分析。公众一年所接受的核辐射剂量为 1～7 毫希（来源于建筑物、土壤、太空辐射等），核医学工作人员一年的辐射限制剂量为 20 毫希。胎儿的辐射安全剂量参照公众辐射安全剂量，定为 ≤1 毫希，母亲肚皮所接受的辐射安全剂量定为 ≤2 毫希。按照这个剂量限值计算，一个怀孕的核医学技术员可以每天给 6 个患者做检查，工作 7 个月。据上海市普陀区疾控中心检测，核医学科工作人员的年辐射剂量为高出本底辐射 0.25 毫希以下。临床医护人员的核辐射剂量远低于核医学工作人员，所以是安全的。

对于病房护士来说，按每天工作 8 小时计算，接触 1 个骨显像/心肌显像患者所接受的辐射剂量为 0.002 毫希，接触 1 个甲状腺显像/肾功能测定的患者所接受的剂量为 0.000 5 毫希。甲状腺摄碘率检查的核辐射可以忽略不计。按照此剂量推算，病房医护人员是安全的，即使女性医务人员怀孕后，胎儿也是安全的。

辐射防护三原则是时间、距离和屏蔽。临床上医务人员按照上述原则，减少接触患者的时间，接触患者时增加距离能使辐射剂量大幅降低，会更安全。

（马宏星）

## —— 专家简介 ——

### 马宏星

马宏星，副主任医师，同济大学附属同济医院核医学科主任，任上海市医学会核医学专科分会委员。擅长核医学显像诊断及放射性核素治疗甲状腺疾病。

# 9. 肺部小结节，不必太纠结

近年来，随着人们体检意识的增强，CT、PET/CT 技术的推广应用，肺部小结节检出率明显升高。肺小结节通常指的是 3 厘米以下的结节，大于 3 厘米的则称之为肿块了。其性质分为恶性和良性两大类，恶性指肺癌，包括小细胞癌和非小细胞癌，非小细胞癌中有鳞癌、腺癌和大细胞癌，其他类型如类癌等。良性结节常见的有错构瘤、硬化性血管瘤、炎性假瘤、肉芽肿、结节病、真菌感染等。

许多人被查出肺部小结节后，都会陷入纠结，及时请专家进行良恶性的诊断非常重要。准确的诊断、对症的治疗，可以使恶性结节患者得到更高的生存率，也能使得良性结节患者避免不必要的手术。

那么怎样才能提高肺部小结节的诊断准确率，不错杀也不漏诊呢？目前的发展趋势是把高分辨率薄层 CT 与 PET/CT、电磁导航支气管镜技术等相结合，相互补充，相互印证。这样能使肺部小结节解剖、形态、肿瘤代谢完美融合，更高效地、全方位地、多角度地判断肺小结节病灶的良恶性、侵袭性、转移以及患者预后。

随着 PET/CT 的快速发展，肺部小结节的发现率有显著提高，不但可以利用高分辨率薄层 CT，精确显示病变的解剖学、形态学改变；而且同时可以提供肿瘤的代谢特征。这有助于提高肺部小结节的恶性诊断率，在肺部小结节的鉴别诊断方面取得了 1＋1＞2 的临床效果。在肺癌诊断分期、判断疗效、评价预后等方面的敏感性和准确性都要优于其他检查方法，能早期诊断恶性肺部小结节，可准确对肿瘤进行分期，评价治疗效果。

（王火强）

## — 专家简介 —

### 王火强

王火强，主任医师，教授，硕士生导师，上海市肺科医院核医学科主任。中国核学会核医学分会理事，中华医学会核医学分会功能显像组委员，上海市医学会核医学专科分会委员，上海市核医学质控专家组成员，上海市核学会体外免疫分会副主任委员。

## 10. 肺癌患者行 PET/CT 时间点的选择

治疗前准确分期：PET/CT 对肺癌术前分期的准确性要优于 CT，尤其是发现远处转移灶，如骨转移、肾上腺转移等。临床中常见无淋巴结转移而首先发生血行转移（胸外转移）的肺癌，对这种患者，常规的分期方法会错误评价为早期而行手术，PET/CT 解决了这个问题。PET/CT 对肺癌的准确分期可指导临床医师制订最合适的治疗方案，减少盲目检查、创伤性检查及手术探查。

治疗中评价疗效：大多数中晚期肺癌患者要接受放化疗，如果治疗有效，能改善手术切除率或使原本不能手术的病灶达到手术切除的目的；如果放化疗治疗无效，则直接接受手术或及时更改治疗方案，以免延误病情，因此早期评价疗效对于指导下一步的治疗方案非常重要。早期疗效评价的最佳时间一般为第 2 程化疗前即开始化疗 3 周后或放疗后 2～4 个月。

治疗后探测复发及转移：肺癌经过手术、放疗、化疗等各种治疗后是否有残留、复发和转移，对于判断治疗效果及预后十分重要，而肺癌经治疗后往往形成纤维化、坏死及瘢痕组织，单纯依靠 CT、MRI 等从形态学特征上与肿瘤的残留、复发鉴别有一定困难。PET 利用肿瘤组织葡萄糖代谢旺盛、坏死纤维化组织葡萄糖代谢极低甚至没有的特点，能较好地进行鉴别。

指导放疗靶区勾画：肿瘤靶区勾画是放疗的关键步骤之一，CT 是目前放疗定位的主要方法，但对肺癌合并阻塞性肺炎、肺不张和胸腔积液者应用 CT 确定肿瘤边界有一定困难。PET/CT 同时提供有关肿瘤的解剖和功能信息，为肿瘤靶区的勾画提供更加全面和准确的信息，在一定程度上减少了不同观察者靶区勾画的差异，提高靶区勾画的准确性和一致性。

（赵晋华　陈　香）

## 11. 确诊淋巴瘤了是否还需行 PET/CT 检查

淋巴瘤已经成为我国常见的十大恶性肿瘤之一，临床表现多为无痛性、进行性淋巴结肿大。淋巴瘤中，除淋巴结起病外，还可原发于淋巴结以外的任何组织和器官。因此，淋巴瘤的临床分期和疗效评价面临很大困难。

淋巴瘤的临床分期对治疗至关重要。不同的分期，对应的治疗方案也可能不同。淋巴组织分布全身，这一特点及免疫反应的功能决定了 PET/CT 能够更敏感、特异地发现淋巴瘤病灶。治疗前，PET/CT 显像可一次性、快速、准确地排查是否存在全身其他病灶，从而对淋巴瘤进行准确的分期。

淋巴瘤可分为霍奇金淋巴瘤及非霍奇金淋巴瘤两大类。PET/CT 尤其对霍奇金淋巴瘤、弥漫性大 B 细胞淋巴瘤、滤泡性淋巴瘤等能准确找出病灶，对早期的眼部或胃黏膜相关淋巴组织淋巴瘤、慢性淋巴细胞性白血病/小淋巴细胞淋巴瘤等类型，显像剂摄取不高，一般不首选 PET/CT 进行分期。并不是分期达到四期或累及全身就等于病情很严重，患者需积极面对，不可轻易放弃治疗。

在治疗过程中和治疗结束后，也需要复查 PET/CT 判断疗效，它被认为在淋巴瘤的诊疗过程中起着核心作用。比如 PET/CT 能准确鉴别淋巴瘤治疗后残留肿块和纤维瘢痕组织，及时提示复发，对于治疗计划的制订极有意义。淋巴瘤在放化疗后的残存病灶仍可摄取显像剂，而纤维瘢痕组织不摄取显像剂，PET 呈阴性。总的来说，现在评估与治疗淋巴瘤的手段不少，效果也不错，万一不幸降临，不必悲观，不可轻易放弃治疗，请和家人朋友一同面对。

（赵晋华　乔文礼）

## 12. 哪些甲状腺癌患者需行 PET/CT 检查

甲状腺癌是内分泌系统最常见的恶性肿瘤，女性较男性发病率高。甲状腺癌的病理类型分为乳头状癌（88%）、滤泡型癌（9%）、髓样癌和未分化癌（3%）四种。前两种属于分化程度较好的类型，又称为分化型甲状腺癌。PET/CT 可以协助诊断甲状腺癌，但不是首选检查。高分辨率超声检查是评估甲状腺结节的首选方法。

在分化型甲状腺癌随访中，以正电子标记的葡萄糖类似物为显像剂的[18]F-FDG PET/CT 显像也不是常规使用的检查，经常使用的是血液中甲状腺球蛋白（Tg）和甲状腺球蛋白抗体的测定，甲状腺球蛋白升高往往提示肿瘤复发或转移。当临床上出现血清甲状腺球蛋白升高而[131]I 全身显像阴性时，即血清 Tg 检测提示复发和转移，而核素[131]I 全身扫描无法证实，才需要使用[18]F-FDG PET/CT 显像来明确诊断有无失分化的甲状腺癌转移灶。

因此，[18]F-FDG PET/CT 显像适用于血清 Tg 水平增高而[131]I 全身扫描阴性找不到病灶时；或血清 Tg 阴性、[131]I 全身扫描阴性而甲状腺球蛋白抗体长期阳性并持续增高；或血清 Tg 阴性、[131]I 全身扫描阴性而临床超声、CT 等检查强烈怀疑肿瘤复发及进展的情况下。行[18]F-FDG PET/CT 显像不仅能发现甲状腺癌全身的转移病灶，更能协助判断肿瘤病灶是否失分化，为指导患者下一步治疗方案提供依据。

（石洪成　顾宇参）

## 13. PET/CT 诊断肿瘤能否一锤定音

PET/CT 是肿瘤诊疗中的核武器，可是在临床检查中，患者还会被要求提供其他化验及影像学资料、进一步做胃肠镜等及随访观察。PET/CT 高端又花费不菲，难道就不能一锤定音吗？

恶性肿瘤较正常组织摄取葡萄糖多，图像上表现为高于正常组织的浓影，据此可以诊断出绝大多数恶性肿瘤。然而部分炎症病变如结核、良性肿瘤摄取葡萄糖也增加，同样显示为浓影；另有一些肿瘤如高分化肝细胞肝癌不摄取葡萄糖，肿瘤显影与周围组织无差别。这样就会造成某些炎症、良性肿瘤与恶性肿瘤难区分，而肝癌等恶性肿瘤在 PET/CT 上不易显示。虽然通过 PET/CT 双时相显像法可以帮助鉴别，但仍有些病变性质单凭 PET/CT 难以定论，必须结合病史及其他检查综合分析。

比如当对肿瘤良恶性举棋不定时，患者若提供的血肿瘤指标特别高，则诊断的天平偏向恶性。PET/CT 发现肺结节，患者有发热、盗汗的症状同时结核菌素试验阳性，则考虑结核可能性大。PET/CT 发现肝上显影不浓的肿块，其既可以是肝癌也可以是血管瘤，如果患者做了增强 CT 检查显示"快进快出"的特征，会很容易判断为肝癌。

此外，动态观察疾病的演变过程对疾病确诊至关重要。恶性肿瘤从开始发现到体积增大一倍有特定的时间长度（倍增时间），如果病变短期内（<30 天）变化显著，恶性的可能性很小；如果病变几年无明显变化，则良性肿瘤的可能性很大。胃肠镜显示胃肠道病变更直观，如果 PET/CT 怀疑病变，进一步的胃肠镜检查有助于病理确诊。

因此，在做 PET/CT 检查时，患者要摈弃"考考医生"的心态，尽可能全面地提供详尽的病史、已有检查资料，必要时需做相关检查进一步来鉴别诊断。PET/CT 图像诊断肿瘤多数时可以一锤定音，但越多的信息越接近病变的真相。

（刘庆华）

—— 专家简介 ——
## 刘庆华

刘庆华,副教授,第二军医大学长海医院核医学科副主任医师。担任全军核医学与分子影像学专科分会青年委员,上海市医学会核医学专科分会科普学组委员。全面掌握核医学、超声及 CT 等多项影像技术,擅长 PET/CT 及综合影像学诊断。

# 14. PET/CT 检查为何有时需要再做一次

PET/CT 检查完毕,有些患者被告知可以回去了,而有些患者却被告知要等待再做一次检查。对于后者,患者在等待过程中难免犯嘀咕:是检查失败图像质量不好还是自己的病比较严重? 其实,这是我们在检查过程中经常用到的鉴别良恶性病变的方法——双时相显像。

葡萄糖是人体的主要供能物质。恶性肿瘤组织因代谢旺盛,对葡萄糖摄取量通常高于一般正常组织。多数情况下,恶性肿瘤在图像上显示为浓影,良性病变或正常组织显影淡或不显影。

然而一切并非绝对的。有相当一部分炎症病变、某些良性肿瘤也表现为高摄取葡萄糖,胃肠道和泌尿道在充盈不佳或排泄蠕动过程中也可局部摄取葡萄糖增加,这些均可以在图像上表现为浓影,和恶性肿瘤表现类似,无疑增加了鉴别诊断难度。

不过有研究发现,炎症组织和恶性肿瘤组织两者葡萄糖的摄取高峰时间不同,如炎症组织在注射药物后半小时就可达到葡萄糖的最大摄取量,恶性肿瘤组织摄取高峰时间滞后到注射药物后三四小时。这样就有可能通过两个时间点的显像将肿瘤和炎性病灶摄取葡萄糖的特点表现出来,从而帮助良恶性鉴别。如果随时间延长摄取浓影浓得更明显,则恶性肿瘤可能大;如果随时间延长浓影变淡、不变或稍微变浓,则多为良性病变。对于胃肠道和泌尿道的浓影,可以通过饮水或排尿后的延迟显像加以区别。如果浓影形态、程度和部位随时间变化,多为正常的生理学摄取;如果浓影位置相对固定、形态基本不变,则要警惕此处可能为恶变。

双时相显像增加了医生鉴别诊断的砝码。因此,当需要再次检查时,不必紧张,可以安心等待。

(刘庆华)

## 15. 肿瘤诊断之外，PET/CT 还有哪些应用

对于肿瘤患者，当已经出现转移性病变，而原发病灶未明时，借助 PET/CT 可从颅脑到躯干直至四肢进行全面的检查，从而为临床找出可能的原发病灶，通过 PET/CT 检查进行全面的肿瘤分期，有助于合理地选择治疗手段。

在肿瘤治疗后，还可以利用 PET/CT 进行疗效监测。如术后或放疗后，可以观察手术或放疗部位是否还残存肿瘤组织，而传统的影像手段由于局部组织的结构紊乱或纤维化，而不能有效鉴别。同时，对于化疗患者化疗后的 PET/CT 检查，可以准确地判断化疗方案的有效性，对于化疗疗效的判断和化疗方案的调整具有重要的临床价值。

对于体内的占位性病变，无论是各脏器内的可疑结节和肿块，全身各部位的肿大淋巴结，还是骨骼软组织中的肿块，当不能确定其良恶性时，可通过 PET/CT 检查，对病灶代谢状况进行定性和定量的分析，最终给出良恶性的预判。

在肿瘤的治疗过程中，PET/CT 也大有用武之地。

（1）CT、MRI 等检查用于放疗靶区的确定已广泛用于临床，但是 CT 对软组织分辨率低，MRI 对钙化灶不敏感。PET/CT 除了可观察肿瘤的形状、大小之外，还可以观察其代谢情况，为放疗提供更精确的定位。另一方面，与传统靶区定位相比，PET 可以通过特定的功能显像剂了解肿瘤细胞的活性及其是否乏氧，对射线敏感基因和抗拒基因的表达情况，并可采取一些方法使其敏感度增加，从而提高放疗的效果。

（2）提供可靠活检部位。当有些病灶需要进行活检时，以往均通过 B 超或 CT 等来进行解剖意义上的定位，虽然对于病灶部位的判断毫无偏差，但是当病灶较大，而病灶内的肿瘤代谢情况不一致时，可能会导致活检的假阴性。而借助 PET/CT 来进行活检定位，可以知道病灶中哪一个部位穿刺的阳性率更高，从而提高活检的准确率。

此外，PET/CT 正被应用于肿瘤之外的临床诊疗。

（1）老年痴呆早诊断。除了用于肿瘤诊治外，PET 在神经退行性病变和肺栓塞等疾病中的优势也是很突出的。在阿尔茨海默病、帕金森病等神经退行性疾病中，现有的 MRI 等影像学技术即使在患者出现症状后，仍有可能无法识别，而 PET 却可以在患者出现症状前一年左右就能识别出患者。通过 PET/CT，更能对致癫痫灶进行精确定位，在 PET/CT 的引导下，还可以为手术或 X 刀或 γ 刀（伽马刀）提供重要的病灶定位。

（2）判断心肌细胞活力。PET/CT 检查方法是目前公认的评价存活心肌的"金标准"。判断有无存活心肌对临床极为重要，有存活心肌的患者可以通过冠脉血管重建，重新恢复心功能。此外，对于冠心病的诊断和鉴别诊断、不稳定型心绞痛的诊断及心肌病的研究和评价也有重要的指导意义。

（王　辉　王少雁）

# SPECT/CT | 应 | 用 |

## 16. ECT 与 CT 检查有何不同

很多患者会把 ECT 和 CT 这两个检查弄混，常常把 ECT 当作是 CT，担心有辐射之忧。其实，ECT 与 CT 是完全不同的两种检查方法。

所谓"ECT"，是指单光子发射计算机断层显像，通常在大型医院的核医学科完成，包括 SPECT、PET（单光子发射断层成像、正电子发射断层成像）。它是一种利用放射性药物成像的检查方法，这种药物具有一定的生理生化特征，可通过其了解人体器官的功能和生理、生化及病理等方面的变化。因为，大多数疾病在病程的早期仅有功能、血流、代谢和受体方面的改变。其成像的基本原理是，将某一放射性药物引入体内，利用靶向原理很快被某个器官或病灶特异性摄取，根据它在脏器内外或病变部位与正常组织之间分布的差异，通过 ECT 仪器静态或动态探测，根据显像剂分布的差异，如稀疏、缺损或过度浓集等方式来了解疾病。比如甲状腺结节显像，静脉注射甲状腺显像剂 30～60 分钟后，被甲状腺吸收，通过 ECT 显像，便可了解甲状腺结节的位置、形态、大小、数量及其摄取功能情况等，可清晰看出结节是单发还是多发，是"热结节"还是"凉结节"或是"冷结节"。结合抽血查甲状腺激素及相关抗体，以及结合患者的病情，便可明确诊断结节是甲亢还是甲减或甲状腺炎症、甲状腺肿瘤。

由于显像原理的不同，ECT 仪器本身不发出射线，而且它更侧重反映器官的血流、代谢和功能。比如，骨骼显像比普通 X 线拍片或 CT 检查可提早 3～6 个月发现病变。因此，对一些较易发生骨转移的癌症，如乳腺癌、肺癌、前列腺癌、食管癌、甲状腺癌等，即使患者没有骨痛，也可做该检查，以早期发现转移病灶。此外，ECT 显像对早期了解心肌、大脑等的血供，以及诊断肾脏疾病、甲状腺疾病、腮腺疾病等等，都有不可替代的作用。

ECT 检查用的显像药物大部分都会很快自动失效，并通过尿液排出体外。其化学含量和辐射量都很微小，没有不良反应，也不会诱发过敏反应。只要用药剂量合理，不会给受检者造成健康损伤。患者检查后可以适量多饮一些水。

所谓 CT，是指 X 射线穿透式计算机断层显像，是在放射科（CT 室）完成的。它是利用 X 射线束对人体某部位一定厚度的层面进行扫描，由 CT 机接收穿透过该层面的 X 射线，CT 图像是以不同的灰度来表示，反映器官和组织对 X 线的吸收程度，经计算机处理成像。医生通过观察各器官组织的 CT 图像，来判断疾病。

CT 更侧重反映的是器官组织的解剖和形态结构，图像清晰度高。CT 的应用历史较长，不受药物限制、适用范围更广，所以应用更方便。检查时需要对受检部位以外的器官采取防辐射措施。

ECT 检查与 CT 检查是互为补充的，二者不可互相替代。根据不同的病情，可选择不同的检查方法。无论是 ECT 还是 CT，除孕妇和哺乳期妇女尽量不要做此检查外，包括儿童在内的一般人都可以做。

（蔡金来　侯仁花）

—— 专家简介 ——

蔡金来

蔡金来，主任医师，教授，同济大学附属杨浦医院（上海市杨浦区中心医院）核医学科主任。上海市医学会核医学专科分会委员，上海市核医学质量控制中心委员等。长期从事核医学显像、治疗和体外标记免疫分析的医疗、教学及科普宣传工作，特别对甲状腺疾病的诊断和治疗有丰富的临床经验。

# 17. 心脏"核"查，安全有保障吗

近年来，心血管病的发病率呈上升趋势，已成为人类健康的重要杀手。为了救治心血管领域的疑难杂症，心血管病影像诊查手段越来越先进，如超声心动图、X 线/CT（包括多排螺旋 CT、冠状动脉造影等）、磁共振成像、放射性核素心脏显像等，可供临床选择的余地越来越大，大众对它们的安全性也越来越关注。

核素心脏显像检查安全、有效、方便、无创伤，它能够提供心脏、心肌细胞功能性改变的信息，是其他检查方法没法提供的，其诊断冠心病的灵敏度、特异度和准确性在 80% 以上。还能辅助检测扩张性心肌病、缺血型心肌炎患者有无心脏微血管损伤、心肌功能损害，帮助医生评价疗效等。

但是，胚胎及婴幼儿由于对射线较敏感，可能影响生长发育，故不推荐孕妇和婴儿做核素心脏检查。在核素心脏检查中有时要用到一些辅助药物或要求患者做运动来帮助诊断，提高疾病的检出率，所以运动、药物试验有并发症发生的可能，但发生率很低。

任何一种检查有其优势也有其局限性，核素心脏显像检查并不能代替其他的心脏检查，而需与其他检查相互补充，为临床提供全方位的信息，辅助临床医生做出正确诊断和治疗选择。

（谢文晖　雷　贝）

—— 专家简介 ——

## 谢文晖

谢文晖，主任医师，医学博士，硕士生导师，上海市胸科医院核医学科主任。中华医学会核医学分会委员、中国医师协会核医学分会委员、上海市医学会第八届核医学专科分会委员兼秘书。长期从事核医学医教研工作，擅长肿瘤 PET/CT 分子影像、心脏疾病核素诊断及放射性核素治疗等。

# 18. 心肌灌注显像如何决策介入治疗

心肌灌注显像是国际公认的无创诊断冠心病心肌缺血的首选方法。"心肌缺血"是诊断冠心病的直接证据，同时也为临床治疗决策提供重要佐证。因此，基于临床综合性考虑，在对患者评估的过程中，核医学能发挥至关重要的辅助作用。通过静息和负荷心肌灌注显像的对比分析，可以发现患者心肌是否存在缺血迹象，心肌灌注显像直接回答心肌缺血"有或无"，这是所有其他影像和功能学检查所无法比拟的。

欧洲相关指南指出，心肌缺血面积占整个左心室面积的 15％，是患者是否进行经皮冠状动脉介入治疗的判定标准。如果缺血面积＜15％，就适宜于实施介入治疗，而国内将心肌缺血面积的比例标准降低至 10％。

2012 年，《中国经皮冠状动脉介入治疗指南》也将核素心肌灌注显像作为"有临床症状、血管狭窄闭塞程度中等"的治疗推荐。通过心肌灌注显像观察心肌缺血面积大小及严重程度，而对患者进行分层。若为低/中危人群，则倾向以保守治疗为策；若属高危人群，判断其心脏事件发生概率＞3％，决策首选介入治疗。指南就是一个规范化指引，只有诊疗规范化，才能实现冠心病患者临床治疗的最高获益和最大保障。

总而言之，心肌灌注显像可以对缺血心肌范围作出定量分析，为冠心病患者治疗方案的决策提供一个最直接的临床证据。

（石洪成　胡鹏程）

# 19. 做心肌灌注显像需要哪些准备

在对冠心病的诊断和疗效评估中,有时需要进行放射性核素心肌血流灌注显像检查。

放射性核素心肌血流灌注显像是一种无创的心脏检查项目,能够直接显示心肌的血液供应情况,反映出给心肌供血的大小血管的病变程度,特别是微血管的病变情况。这种检查有效、安全、方便,不必住院。

为了能早期诊断出冠状动脉的病变,常常需要在拍照显像前做一项运动(跑步或踏车)或用药物让心脏处于负荷状态,然后分别拍下心脏在活动后状态(上午)和安静休息时状态(下午)的血流供应分布的图像,对比两种图像分析心脏血流灌注及储备功能的情况。因此负荷检查当天需停用倍他乐克、心得安、降压药等药物,去除这些药物对心脏的影响,但上午拍片结束后即可恢复用药。在负荷试验过程中会全程监测血压、心率、心电图,以观测心脏的负荷量。为了拍出的心脏图像不受相邻的肝脏、胆囊等的影响,在注射显像剂半个小时后需要患者进食脂肪餐(如全脂牛奶、荷包蛋或其他含脂食品)。

药物负荷试验常用药物之一就是多巴酚丁胺,其作用机制与跑步、爬楼或踏车相似,主要表现和运动后的情况一样,如心跳加快、加重,血压升高,少部分人有短时间胸闷胸痛、头皮发麻、恶心等不良反应。该药物在血浆中的半衰期约 2 分钟,基本上停药约 10～20 分钟以上症状即缓解消失,不会留下任何后遗症。因此过程中不要紧张,有任何不适可以和旁边监测血压、心电图的医生说,他们会根据各项指标和症状停药。

## 特别提醒

因使用放射性示踪药物使患者接触电离辐射,其辐射剂量与多排 CT 冠状动脉造影相当。所以检查全部结束后患者尽量多喝水、促使尿液排出,以尽快排出放射药物,基本 24 小时后 93% 以上的放射药物都排出体外了。如家属中有未成年人或孕妇,建议 1 天内与患者相隔 3～4 米起居即可。

(谢文晖　雷　贝)

# 20. 心肌灌注显像怎样预测冠心病风险

近年来,我国的心血管疾病,尤其是冠心病的发病率呈持续上升趋势,多位演艺明星因心脏病突然辞世，更引起了大众对心脏疾病的广泛关注。

有没有一种简便、无创、安全、准确的方法，能帮助我们了解心肌细胞的功能状态并预测发生心脏病的风险呢？有！放射性核素心肌灌注显像可以做到。

目前认为，冠心病高危人群及冠心病患者每年做一次心肌灌注显像，可以了解自己的冠状动脉血流和心肌细胞功能情况，同时能直观地显示心肌病变部位、范围及程度，帮助评估心脏状况和估测 1 年内发生心脏事件（心肌梗死、心脏猝死等）的危险度。

心肌灌注显像适用人群：高血压患者、高脂血症患者、糖尿病患者、肥胖及超重人群、有冠心病家族史者。

正常的心肌灌注影像（静态及负荷状态）为心肌各壁放射性分布均匀，边缘光滑整齐。若负荷状态下心肌灌注显像正常，说明发生心脏事件的概率较低，与正常人群相近。即使冠状动脉造影发现有冠状动脉狭窄，但负荷心肌灌注显像正常，1 年内发生心脏事件的概率也较低（＜1％），预后良好。

若负荷状态下心肌灌注显像出现大面积灌注缺损，多处中等大小的灌注缺损，或大而固定的灌注缺损伴左室扩大、肺摄取增加，以及负荷后左心室射血分数＜35％，说明今后发生心脏事件的概率增高。此时应积极治疗，如安装冠脉支架或接受搭桥手术等，以避免心脏事件发生。

（陈绍亮　顾宇参）

## 21. 心肌灌注显像为什么能决策心绞痛治疗

冠状动脉狭窄所导致的心肌缺血是导致临床症状的症结所在。改善心肌供血、缓解临床症状、减少心脏事件的发生概率是临床治疗的核心目的所在。药物治疗、包括经皮血管介入和冠状动脉搭桥术在内的冠状动脉血运重建术是目前治疗冠心病的重要手段。

选择哪种治疗模式可以使患者最大程度受益，基于心肌缺血程度和范围以及心功能的状况，推测患者未来发生心脏事件的概率——危险度分层是治疗决策的重要参考。接受治疗之后，患者的受益程度如何，心肌缺血程度和心功能状况的改善是疗效评价的重要指标。核素心肌灌注显像能够提供这些评价指标的直接证据。

多年来，经过大量的临床研究，核素心肌灌注显像的危险度分层已经形成了完善的评价体系。心肌灌注显像和 LVEF（左心室射血分数）均为正常或者基本正常者，提示其未来一年发生心脏事件的概率不到 1％，属于低危人群，无需治疗随访。

静息／负荷心肌灌注显像结果显示心肌缺血范围小于左心室面积的 15％、LVEF（左心室射血分数）正常；无负荷状态下 LVEF（左心室射血分数）失代偿者，属于中等危险度（其心脏死亡概率＜1％，非致命心梗概率接近 1％），此类患者除非症状特殊明显，一般不需要经皮血管介入治疗。药物治疗可使患者最大程度地受益。

如果静息和负荷状态下 LVEF（左心室射血分数）均严重低下、负荷状态下灌注缺损较大或者为多发并伴有肺部放射性的异常摄取，则提示为高危险度（发生心脏死亡的概率＞3％），此类患者接受血管重建治疗受益最大。

对于严重心肌缺血者，静息心肌灌注显像与心肌代谢显像相结合，对比分析灌注缺损部位心肌有无代谢，就可以明确缺血心肌是否存活。需要冠状动脉搭桥术治疗的患者，术前评价心肌活力是确保患者受益的必要前提。缺血心肌存活并伴有 LVEF（左心室射血分数）明显下降者，会通过冠状动脉搭桥术治疗获益，而且 LVEF（左心室射血分数）下降得越明显，其潜在的受益程度越大。如果缺血心肌已经没有代谢，提示该部分心肌细胞已经坏死或者已为瘢痕组织所替代，血运重建治疗并不能使这部分患者受益。只有心肌缺血而 LVEF（左心室射血分数）值正常者，也不会通过冠状动脉搭桥术治疗受益。

在现有的医疗条件下，核素心肌灌注显像在冠心病的治疗决策和疗效评价等方面所发挥的作用是无可替代的。

（石洪成　胡鹏程）

## 22. 哪些患者需要做心肌代谢显像

心脏的正常运动功能依赖于葡萄糖和脂肪酸等心脏能量底物的正常代谢功能。利用放射性核素对这些底物进行标记，静脉注射后可被心肌细胞所摄取，应用体外射线探测及成像设备进行心肌显像，就可以反映患者心肌的相应代谢功能。

正常人在禁食状态下，脂肪酸是心脏主要能量来源，而在葡萄糖负荷下（进餐后），血浆葡萄糖和胰岛素水平上升，血浆脂肪酸水平降低，则心脏主要利用葡萄糖作为能量物质。因此,在不同条件下应用相应的标记药物进行代谢显像,即可了解心肌的代谢状态。心肌代谢显像根据显像剂和显像原理的不同可分为葡萄糖代谢显像、心肌脂肪酸代谢显像、有氧代谢显像以及氨基酸代谢显像等。

心肌发生缺血后,如心肌细胞尚未死亡,但伴有正常功能明显下降时,当供血重新建立后,其功能可以逐渐恢复。而那些心肌细胞缺血后完全死亡、无代谢活动时,再对这样的心肌细胞进行治疗使其恢复血供,除了治疗过程中的损伤外,对于心脏功能的改善毫无意义。此时,选择心脏移植可使患者受益更多。

因此对于那些存在明确心肌缺血的患者,在决定采取何种干预手段前,进行心肌代谢显像可以直接提供心肌有无活力残存的证据,帮助临床医生选择对患者最为有利的治疗策略,使得患者的收益最大化、风险最小化。

(石洪成　胡鹏程)

## 23. 唾液腺显像有助诊断干燥综合征

人的唾液腺有大小之分,大的有三对,即腮腺、颌下腺和舌下腺。唾液腺的主要作用是分泌唾液,它的调节分为非条件反射和条件反射两种。条件反射的刺激主要是食物的刺激,比如"望梅止渴"。曹操带兵攻打宛城时,部队行军长途跋涉,路上又找不到取水的地方,士兵们都很口渴。士兵听曹操说前面有梅林,想起梅子的酸味,就好像真的吃到了梅子一样,口里顿时生出不少口水,终于坚持到有水源的地方。唾液腺产生唾液,可湿润口腔,有利于咀嚼、吞咽和说话,还可中和由口腔内细菌产生的酸性物质。唾液中含有淀粉酶,能初步分解食物中的淀粉等等。

要想了解我们的唾液腺功能如何,常用、安全、有效的方法就是唾液腺显像。如对疑有慢性唾液腺炎的患者,推荐唾液腺显像,尤其是慢性唾液腺炎的一种特殊类型——干燥综合征。我们提醒女性(尤其是 40～50 岁女性),若出现口干、需要频频喝水;眼睛干涩感,像进了沙子一样;伴有关节炎,这样的症状持续 3 个月以上,就提示体内可能存在某种病变,首先应想到是否得了干燥综合征。

唾液腺生了肿块,也需要考虑进行唾液腺显像。此外,唾液腺显像对唾液腺导管阻塞、异位唾液腺等有助于诊断和疗效观察,还有助于唾液腺手术后残留腺体或移植唾液腺功能的判断。

（赵晋华　乔文礼）

# 24. 哪些人需要做骨显像检查

全身骨显像是将放射性核素标记的膦酸盐经静脉注入体内，再通过核医学仪器设备进行全身成像的一种技术。一次显像可显示全身骨的形态，而且能反映骨骼的血液供应和代谢情况，能非常灵敏、无创地诊断骨疾病，对于多种骨疾病的筛查、早期诊断、骨疾病治疗方案的制定以及预后判断具有特殊的价值。以下患者建议进行全身骨显像检查。

（1）存在不明原因骨痛：全身骨显像检查相当于把全身的骨骼血供及代谢情况都整体筛查了一遍，若没有异常即可以排除骨肿瘤；若存在局部骨骼异常，即可进一步结合局部的 CT、MRI 或病理穿刺等明确疼痛病因。

（2）患有恶性肿瘤：通过全身骨显像检查可以判断是否存在骨骼转移灶，及早发现骨转移病灶，以便疾病分期，有利于制定相应的治疗方案。

（3）正在治疗中的骨转移：在治疗前后进行全身骨显像检查并进行对比，可以及时了解疗效，有助医师调整治疗方案。

（4）X 线检查未发现骨折线的骨损伤：当损伤仅造成细微骨折时，骨骼的形态结构可能未发生改变。此时 X 线检查可能表现为正常；但由于存在骨骼代谢改变，全身骨显像即可以显示损伤部位。

（5）代谢性骨病：例如肾性骨病、Paget's 病（畸形性骨炎）、骨软化症、甲旁亢引起的骨代谢异常等。通过骨扫描可以判断全身骨骼受累情况，为临床分期和治疗方案的确定提供依据。

（夏　伟）

—— 专家简介 ——

**夏　伟**

夏伟，副主任医师，医学博士，硕士生导师，上海市第七人民医院核医学科主任，兼科研处处长。中华医学会核医学分会青年委员，上海市医学会核医学专科分会委员等。

## 25. 乳腺癌患者为什么要定期骨扫描



王女士去年做了乳腺癌手术，医生要她每半年做一次放射性核素骨显像，以监测肿瘤是否有转移。但王女士害怕放射线核素检查，因为其中有"放射性"三个字，况且还要每半年复查一次。"那得吃多少射线啊？对身体有没有妨碍？做多了会不会得白血病？我的身体已经够差了，能吃得消吗？"因为这些顾虑，王女士没有如期去医院做核素检查。

第一年过去了，她还暗自庆幸自己的"明智"。谁知道第二年夏天，王女士便开始出现骨痛。开始是隐痛，后来变为持续性剧痛，不吃止痛片根本无法入睡，再到医院做核素检查，发现全身已多处肿瘤骨转移，并有明显的骨质破坏。医生遗憾地告诉王女士，如果能每半年来做一次核素检查，就能比现在至少早半年发现转移灶，那样治疗起来会比现在容易得多。三个月后，备受病痛折磨的王女士带着遗憾离开了人世。

放射性核素骨显像检查对身体有危害吗？首先，这种注入人体的放射性药物是经过严格鉴定的，它必须是完全符合安全、有效两大原则。其次，临床上使用的大多数是纯 γ 射线的核素，γ 射线的穿透能力强，容易被体外的仪器所探测，但 γ 射线的生物效应低。第三，射线的半衰期，也就是它的活度减弱一半所需要的时间很短。进入人体内以后，它会在较短的时间内衰变殆尽，大大限制了患者所受辐射剂量。第四，医生在做核素显像时，采用的是最小剂量原则，也就是尽可能以最低的剂量来完成核素成像，让患者所受的辐射量最小化。所以说，放射性核素检查是非常安全的。

放射性核素显像是分子水平的影像检查，对肿瘤、心脏、脑神经、肾脏、甲状腺、肺、消化道等各种脏器检查具有非创伤性、高灵敏度、能早期发现疾病等优点。

像王女士这样的乳腺癌患者，虽经手术切除了肿瘤，但还是有可能发生转移。而乳腺癌最常转移到骨骼，放射性核素骨扫描能够在骨转移的早期，即在骨骼刚发生血流和代谢变化时就发现病变，比其他以解剖结构为主的影像诊断方法(如 CT)显示病灶要早半年左右。如果王女士定期行骨扫描，早期发现转移及时治疗，预后就会完全不同。

（陈绍亮　顾宇参）

## 26. 肾动态显像无创早诊疑难肾病

肾动态显像是核医学专科专门针对肾病的一种无创性检查方法，其原理是利用一种微量的同位素示踪技术，经历肾脏的排泄过程，借助特定仪器，从而获得肾脏功能的多项参数或指标，为医生提供全面可靠的信息，作为下一步诊疗的准确依据。

肾动态显像能在 20 分钟内显示从饮水到尿液形成的过程，能显示和给出双肾各自的功能图像、参数和曲线，清晰判断肾功能是否正常或受损情况。能准确测定出肾小球滤过率(GFR)和肾有效血浆流量(ERPF)这两项医生最看重的定量评价指标，使肾功能损伤程度能一目了然。比如这些指标下降 10％～50％，特别是单侧下降，我们的身体很可能感觉不到任何异常，但它明确表明肾脏已经出现了"问题"，需要及时恢复和治疗，否则会继续加重，最终出现各种症状和不适，甚至发展到不可逆损伤。肾动态显像还能了解分肾或单肾功能，避免漏诊。许多时候一侧单肾先发病，如结石或积水，尤其在病变早中期，受损肾的功能往往由对侧健康肾全部额外分担(正常肾脏都有这样的储备和代偿功能)，因此验血查肾功能指标可能会全部正常，从而掩盖病情，耽误早期诊断和治疗。它也是判断和鉴别肾性高血压的唯一无创性方法。

什么情况下需要做肾动态显像呢？

(1) 肾脏本身的疾病：如各种肾炎(特别是慢性肾炎)、肾脏肿瘤、肾结石、肾积水、肾结核、肾囊肿等。

(2) 肾脏以外的疾病：如输尿管结石、输尿管狭窄、肾盂肾炎、尿液反流等。

(3) 全身性疾病：如严重脱水、中毒、高血压、糖尿病中晚期等，它们对身体的损害会累及肾脏。

(4) 药物：长期服用抗生素、抗炎药、激素等可直接损害肾脏。

(5) 现代不良的生活方式产生的过度负担：如过度注重营养，生活条件改善或现代生活应酬等，频繁大量食用海鲜、蛋、肉、奶等高蛋白食物，造成尿酸、尿素氮等代谢产物产生过多，会加重肾脏的排泄负担；另外，由于习惯、喜好、职业或工作等原因，长期加班、熬夜、喝浓茶或浓咖啡、大量喝啤酒、不喝水或少喝水、偏咸饮食等等，都会增加尿酸等代谢产物，或者升高血压，引发少尿和尿结石，间接损害肾脏功能。不健康的生活方式损害肾脏是最能避免和最不该发生的，然而恰恰是最容易被轻视的。

（6）肾移植或肾病治疗后疗效观察与随访：可以随时进行，可以多次重复，无创无害。

（马玉波　潘懿范）

—— 专家简介 ——

**马玉波**

马玉波，副主任医师，上海交通大学医学院附属第九人民医院核医学科主任。中华医学会核医学分会治疗学组委员、上海市医学会核医学专科分会委员、上海市医患纠纷调解专家咨询委员会委员等。擅长甲亢、血管瘤、顽固性瘢痕疙瘩、骨质疏松、股骨头坏死等的同位素治疗。

## 27. 核医学肾动态显像"不靠谱"吗

肾动态显像具有无创、安全、操作简单和提供信息全面等优点，既可显示双肾位置、大小及功能性肾组织形态，也能对分肾血流、功能及上尿路通畅性进行定性评价和定量测定，尤其在判断肾功能方面敏感性高、准确性好，是泌尿系统最主要的核医学检查方法，也是临床最常用的检查项目之一。

在肾动态显像基础上，还可测定肾小球滤过率和肾有效血浆流量。肾功能受损时，肾小球滤过率的改变要早于外周血肌酐、尿素氮的变化，故肾小球滤过率是反映肾小球滤过功能的重要指标之一。肾有效血浆流量是反映肾血流动力学比较敏感的指标，也是判断肾小管功能的重要指标之一，临床上常同时测定肾有效血浆流量和肾小球滤过率。

随着肾动态显像及肾功能测定越来越多地应用，检查报告的准确性就显得尤为重要。但是肾小球滤过率及肾有效血浆流量不一致的情况也时有发生，这时临床医生就会有疑问了，是不是核医学检查不准确？下面我们通过一则病例来具体讨论一下。

王先生是一名 64 岁的老年男性，因胰十二指肠癌行手术治疗，并行 8 程 EP（足叶乙甙＋顺铂，即 VP－16＋DDP）方案化疗，此次来院评估病情，并拟行第 9 程化疗。血生化常规：尿素氮 5.79 毫摩/升，肌酐 98.40 微摩/升。肾动态显像＋肾小球滤过率测定：左肾血流灌注减低，功能轻度受损（肾小球滤过率 29.35 毫升/分钟）；右肾血流灌注、功能正常（肾小球滤过率 35.72 毫升/分钟）。肾有效血浆流量测定：总有效血浆流量（222.03 毫升/分钟）及左侧肾有效血浆流量（107.45 毫升/分钟）、右侧肾有效血浆流量（114.58 毫升/分钟）均减低。

分析以上结果，我们发现王先生的血肌酐及尿素氮水平均正常，但是核医学肾动态显像左肾肾小球滤过率和双肾肾有效血浆流量出现异常。这应该怎么解释呢？

关于左肾肾小球滤过率轻度减低的解释：临床上常用的评价肾脏滤过功能的指标是血肌酐和尿素氮，这两个指标都不是评价肾功能受损的早期指标，也不能得知分肾功能，肾小球滤过率下降至正常人的 1/3～1/2 时，血肌酐浓度明显上升；肾小球滤过率下降至 50％以下时，血尿素氮浓度明显上升。

而在肾小球滤过功能受损早期，肾动态显像测得的肾小球滤过率即可减低，其改变要早于外周血肌酐、尿素氮的变化，所以应用肾动态显像，我们及早看到了单侧的肾小球滤过功能受损。

关于双肾有效血浆流量明显减低的解释：该患者只有左肾血流灌注减低和肾小球滤过率轻度受损，为什么双侧肾脏有效血浆流量却减低呢？这不是自相矛盾吗？比较粗心的朋友这时就得出一个草率的结论：核医学检查是灵敏，但是结果不准确，这说明核医学检查不行嘛！那核医学检查方法到底行不行呢？我们用事实说话。

王先生在发现癌症并手术治疗后，进行了 EP 方案化疗，也就是 VP－16＋DDP 的联合化疗。该化疗方案最常见又严重的毒性反应就是肾脏毒性，主要损害肾脏近曲小管。肾小球滤过率测定是应用经肾小球滤过的显像剂，反映的是肾小球功能，王先生的肾小球功能无明显受损，故左肾肾小球滤过率轻度受损，右肾肾小球滤过率正常。而肾有效血浆流量测定是应用经肾小管摄取及分泌的显像剂，多程 DDP 化疗导致肾小管功能受损，故肾有效血浆流量减低。

综合以上结果，原来不是核医学检查"不靠谱"，而是"太准确"，我们不但能早期评估分肾的肾小球功能，更能评估分肾的肾小管功能，填补了临床上没有血液学检查测定肾小管功能的缺陷，真是一举多得！临床医生也根据核医学检查结果，调整化疗方案为 VP‑16 单程化疗，避免进一步加剧肾小管功能损害。

最后，建议临床上应用具有对肾脏有损害的化疗药物时，定期复查肾动态显像，测定肾小球滤过率和肾有效血浆流量。

（赵晋华　韩　磊）

## 28. 糖尿病患者为什么要进行核医学肾动态显像

糖尿病是现代社会的常见病，其发病率呈逐年增长的趋势，发病年龄也在年轻化。糖尿病患者常伴有眼、肾、神经、心脏、血管等组织器官的慢性进行性病变，使患者生活质量下降，寿命缩短。

糖尿病肾病是常见的糖尿病慢性并发症之一，也是糖尿病致残与致死的重要原因之一，故糖尿病肾病的早期诊断和预防治疗尤为重要。

糖尿病肾病是由于糖代谢紊乱造成脂代谢障碍所致的肾微血管病变。其病理改变是肾小球毛细血管基底膜增厚，导致血管通透性增加，引起蛋白尿（很多长期糖尿病的患者会发现自己有泡沫尿）；毛细血管狭窄，部分闭塞，肾小球滤过率减低，引起肾小球硬化、肾功能损害。

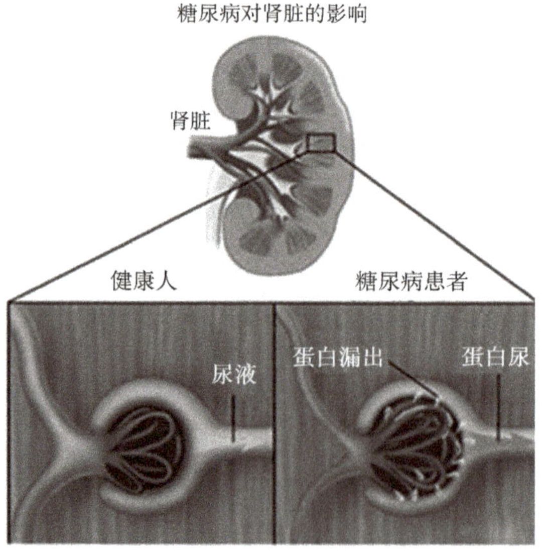

糖尿病肾病一般可以分为五期：Ⅰ期以肾小球的高滤过为特征,肾小球滤过率增高,尿微量白蛋白仍阴性;Ⅱ期无临床表现,尿微量白蛋白呈间歇性增加,但尿蛋白量仍在正常范围;Ⅲ期肾小球滤过率开始下降,可持续检出尿微量白蛋白(20～200 微克/分钟);Ⅳ期出现临床蛋白尿,尿白蛋白测定持续阳性(尿白蛋白＞200 微克/分钟);Ⅴ期为肾功能不全期,表现为肾病综合征、高血压、视网膜病变及肾功能损害。

其中Ⅰ～Ⅲ期为糖尿病肾病的早期,肾脏血流动力学异常是本病在此期的重要特点,表现为高灌注状态,若不积极防治,会促进病情的进展;Ⅳ～Ⅴ期为临床期,此期尿蛋白阳性。肾图在监测糖尿病肾病方面发挥着其独有的优势。

肾动态显像包括肾血流灌注显像和肾实质功能动态显像两部分。既可以显示双肾位置、大小及功能性肾组织形态,也能对分肾血流、功能及上尿路通畅性进行定性评价和定量测定,尤其在判断肾功能方面敏感性高和准确性好。同时还可测定肾小球滤过率和肾有效血浆流量。

在临床上,肾动态显像的同时,其显像示踪剂到达双肾,被肾脏摄取和排除的过程以时间-放射性曲线的形式表示,称为肾图。

● **肾动态显像与血生化检查对比**

| 肾功能 | 肾动态显像 GFR | 血 BUN、Cr 测定 |
| --- | --- | --- |
| 正常 | 正常 | 正常 |
| 轻度受损 | 减低 | 正常 |
| 中度受损 | 明显减低 | 部分异常 |
| 重度受损 | 显著减低 | 异常 |
| 分肾功能判断 | 能 | 不能 |

肾动态显像与肾图比血 BUN(血尿素氮)、Cr(血清肌酐)测定灵敏。故肾图作为早期判断糖尿病肾病的一项检查,明显优于血生化检查。肾动态显像不仅能够较早反映肾脏损害的程度,还可以反映分侧肾脏改变及分肾功能,其敏感性高于 IVP(静脉肾盂造影),有助于对糖尿病肾病患者的双肾功能进行准确评估。

（赵晋华　吴　珊）

## 29. 肾动态显像在先天性肾积水方面的应用

发生先天性肾积水的患儿通常病情复杂,种类繁多,有单肾积水、双肾积水或者重复肾积水等。手术医生需要在术前明确两个肾脏各自的功能、受损的程度，特别需要明确每一个肾脏的功能，只有这样才能帮助医生判断术后肾脏功能能否完全恢复，并给患儿制定更优化的手术方案。

虽然超声、CT、静脉肾盂造影等影像检查能够明确肾积水的原因，但对于肾脏积水的程度、对肾功能受损情况的评估却比较困难，仅仅凭借血液生化指标检查并不能明确。肾动态显像不仅可以直观地了解双肾的梗阻和积水情况，鉴别引起梗阻的原因，而且可以通过计算机软件计算出每一个肾脏具有的功能高低，这是其他检查无法比拟的优势。

手术后医生可以根据需要，在不同恢复期进行肾动态显像检查，了解手术效果、梗阻和肾积水是否解除、肾功能恢复得如何等信息，还可以对恢复不好的病例进行鉴别，明确原因并制定进一步治疗计划。

除了先天性发育异常导致的肾积水可以用肾动态显像评估外，许多肾脏疾病的辅助诊断都可以用它来评估分肾功能，比如糖尿病肾病、肾功能不全、肾移植供肾功能评估、肾移植术后移植肾存活情况评估、鉴别诊断肾性高血压、肾结石术前和术后评估等。

（王　辉　王少雁）

# 30. "核武器"早期靶向诊断阿尔茨海默病

阿尔茨海默病是一种不可逆的、起病隐袭的、进展性的疾病，临床表现为记忆障碍、失语、失用、失认、视空间技能损害、执行功能障碍以及人格和行为改变等，被誉为当今社会的"头号"神经退行性疾病。一篇《上海高中生呼吁"老年痴呆症"更名"认知症"：痴呆带有歧视》的新闻引起了社会的广泛关注，文中高中生呼唤公众放下对老年痴呆症的偏见，让阿尔茨海默病患者可以放下心理负担，尽早治疗。

中国迅速步入老龄化社会，阿尔茨海默病的患病率、发病率和死亡率都在快速增长，已经成为影响公众健康的重大疾病。同时，由于阿尔茨海默病的治疗和护理费用巨大，给患者本人、家庭以及社会都造成沉重的负担。在医学上，阿尔茨海默病的病因及发病机制尚不完全清楚。目前，对阿尔茨海默病的诊断主要根据临床症状并排除其他疾病。由于该病症状的非特异性、程度评价的主观性及心理学、脑电图、CT、MRI 非特异性等原因，阿尔茨海默病的诊断缺乏精确性，通常来说，较难实现早期诊断。

神经分子影像是当前核医学领域的前沿与热点，尤其是以 PET（正电子发射断层成像）为代表的核医学分子影像技术为药物的快速研发提供了一个崭新的、强有力的高技术平台。PET 可以在早于临床症状发生时就靶向地探测到神经系统中的病理变化，从而实现阿尔茨海默病的早期准确诊断，这也是目前世界及中国研发阿尔茨海默病诊断工具的主要方向。PET 在阿尔茨海默病早期诊断的应用研究是老年认知障碍类疾病的流行病学研究，事实上，PET 在神经系统疾病的诊断上应用非常广泛。在 PET 技术中，脑显像是重要的应用领域。在脑显像中，PET 能提供病理生理学和分子水平信息，凭借极好的软组织对比度和多样化的功能影像，为提高临床诊断并且为多种疾病，尤其是神经退行性疾病和脑肿瘤的诊疗决策提供有力的工具。

（左传涛）

—— 专家简介 ——

### 左传涛

左传涛，主任医师，教授，医学博士，博士研究生导师，复旦大学附属华山医院 PET 中心副主任。中华医学会核医学分会神经变性病 PET 脑功能成像工作委员会主任委员，上海市医学会核医学专科分会青年委员会副主任委员。擅长神经系统疾病的 PET/CT 影像学诊断。

## 31. 诊断肺栓塞，什么方法最敏感

肺栓塞，也称为肺动脉栓塞，是指肺动脉被血块等栓子阻塞所形成的一种病理状态。肺栓塞对于人体的危害很大，它使本应由它供血的肺组织因缺血而坏死，即出现肺梗死。更为严重的是，它造成了肺无法进行气体交换，全身缺氧，危及生命。肺栓塞已经成为继肿瘤和心血管疾病之后，位居第三位的致死性病变。

早就诊、早诊断、早治疗是降低肺栓塞死亡率的关键。肺栓塞的临床表现无特异性，但任何疾病都有一些先兆。如果人们出现不明原因的胸闷、气促、咯血，或突发晕厥时，应尽快到医院检查，争取治疗时间，降低肺栓塞的致死率。目前，诊断肺栓塞的手段有很多，肺动脉造影被称为"金标准"，但其有创伤，且需较高的技术和设备条件，又有一定的危险性，故在大多数医院不能进行。

核素肺通气/灌注扫描是目前国际上公认的诊断肺栓塞最敏感的准确方法。通过静脉注射少量放射性蛋白颗粒，其随血流进入肺动脉，并暂时停留在肺毛细

血管中，通过特殊的显像设备（SPECT）就可以显示肺动脉及分支的通畅情况。所有可以引起肺动脉阻塞的疾病，例如老年慢性支气管炎、肺结核、肺肿瘤、肺部感染等，都会导致肺灌注显像异常，这些疾病同时也会引起肺通气显像的异常，而肺栓塞时肺通气显像多是正常的。因此，肺灌注显像和肺通气显像联合应用可以大大提高肺栓塞诊断的准确性。

（陶　嵘　陈雪民）

## —— 专家简介 ——

### 陶　嵘

陶嵘，主任医师，上海市普陀区中心医院核医学科主任。中华医学会核医学分会第十届委员会体外分析学组委员，上海市医学会核医学专科分会第八届委员会委员，上海核学会标记免疫专业委员会第十届副主任委员。擅长核素显像以及核素治疗。

# 甲状腺结节及炎症

## 32. 甲状腺疾病知多少

作为人体最大的内分泌腺体，甲状腺素有"人体发动机"之称。但近年来，人们的"发动机"故障率明显提高了。甲状腺结节、甲亢、甲减、甲状腺癌也成为困扰国人的常见问题。机体的甲状腺激素紊乱，没有得到及时解决会导致能量代谢、体温、心、脑、肌肉和其他身体组织不能正常工作，甚至会危及生命。

为什么甲状腺疾病越来越多呢？颈部的受照射史，尤其是幼年期的受照射史是目前已知的甲状腺癌高危因素。缺碘及过量碘的摄入都可能导致甲状腺结节。此外，精神情绪的波动也会导致结节的出现。

甲状腺出问题，及时关注及正确处理至关重要，可避免严重的健康问题。甲状腺疾病患者的症状不尽相同。

（1）无法解释的体重增加或减轻是甲状腺功能紊乱最常见的体征之一。体重增加是甲状腺激素水平低下的信号，相反，甲亢时甲状腺激素产生太多超出了身体需要，会导致体重下降。

（2）甲状腺肿大在甲状腺功能低下或者亢进时都可以出现，有时是因为甲状腺癌或者结节性甲状腺肿。

（3）心率改变。甲减的患者可以出现心率慢，甲亢则相反，而且能导致血压升高和心悸，或者脾气的变化。

（4）甲减患者会感觉疲惫，反应慢，情绪低落。甲亢患者可导致焦虑、睡眠障碍、烦躁不安和易激惹。畏寒或怕热，甲状腺功能紊乱会破坏机体的体温调节能力。甲减患者常会比平常觉得冷；甲亢则相反，多汗、怕热。

（5）脱发是甲状腺功能失衡的另一个表现。绝大多数情况下，甲状腺功能恢复正常后，头发会重新长起来。此外还有：皮肤干燥和脆甲症、手指麻木和刺感、便秘、经期延长、肌无力或者手颤、视觉问题、腹泻、经期不规律。

如果担心可能患甲状腺疾病，应该跟医生描述相关症状和疑虑。首先进行简单的血液检测，再结合超声及核医学手段，通过医生综合诊断。甲状腺疾病相对容易被诊断和治疗，当然需要患者配合治疗并充满信心。

（夏　伟　庄菊花）

## 33. 不可忽视的甲状腺结节

近年来，甲状腺结节的发生率不断升高。该病可发生在任何年龄，以中年女性较多见，常常是患者自己照镜子或是被家人、同事看出脖子增粗，有时亦或在健康体检时发现。

甲状腺结节分良性及恶性两大类，良性结节占大多数，可以单发，也可以多个发生，多个结节比单个结节的发病率高。甲状腺结节可见于下面多种疾病：

（1）甲状腺功能亢进（简称甲亢）：典型症状有容易饿、吃得多、消瘦、怕热、多汗、心慌、没力气、猜疑、脾气急躁等，以及大便次数多、性功能障碍、月经不调、难怀孕、易流产、眼睛突出等。B超检查可发现甲状腺包块或结节；甲状腺激素水平增高，核医学显像表现为甲状腺弥漫性增大，甲状腺摄碘率增高。甲亢如果没有得到及时的诊断和有效的治疗，还会发展成甲亢性心脏病、甲亢性糖尿病等。

（2）甲状腺功能减低（简称甲减）：典型的表现通常有：吃得少、较胖、乏力、怕冷、皮肤干粗、颈部增粗或有结节、大便次数少、性功能障碍、月经量少、经期延长、不孕不育等。检查见甲状腺激素水平降低，核医学显像表现为甲状腺摄碘率减低，甲状腺弥漫性增大。

（3）桥本甲状腺炎：即慢性淋巴细胞性甲状腺炎一般表现不明显，颈部增粗或有结节、不适感，常在体检时查出。在不同的阶段，甲状腺激素可以增高或减低，伴有甲状腺抗体增高；核医学显像常为多发性"凉结节"，摄取率增高或降低。部分患者可发展为甲减或恶变。

（4）急性或亚急性甲状腺炎：症状有发热，颈部疼痛等。血常规有炎症表现，甲状腺激素水平在不同阶段可高可低或伴有甲状腺抗体增高，核医学显像常为放射性摄取降低。

（5）甲状腺肿瘤：单纯性的甲状腺腺瘤表面光滑，活动度好，核医学显像表现单个"温结节"或"热结节"；甲状腺囊肿质地软、无压痛，核医学显像表现多个或单个"凉结节"。甲状腺癌则要注意四点：位置、表面、长速、冷结节，即结节位置不活动，表面不光滑，往往是单个、质地硬、长速快，核医学显像表现为单个"冷结节"等。

得了甲状腺结节，首先要明确诊断，才能做到有效的治疗。可以查甲状腺激素，包括甲状腺抗体、同位素甲状腺显像、甲状腺超声等。诊断明确了，针对不同的疾病，采用相应的治疗方法。

（蔡金来　侯仁花）

## 34. 查出甲状腺结节后该注意哪些问题

在常规体检中总少不了颈部触诊这一项，然而就是这看似简单的"一摸"，一些人却摸出了甲状腺结节。建议甲状腺结节患者牢记以下三点。

（1）切莫惊慌：单纯的甲状腺结节恶性率很低，恶性病变仅占 2％～5％，所以查出有结节不用惊慌。定期复查甲状腺超声及血清甲状腺功能指标，必要时结合核医学影像，以利于早期预防与治疗。即使证实是恶性结节，也不必谈癌色变。甲状腺癌根据病变细胞类型不同而有迥异的发展过程，常见的乳头状癌术后治愈率达 90％，对生活质量和寿命都没有太大的影响，不必太紧张和怕耽误治疗。

（2）合理摄碘：饮食中的碘元素对甲状腺的影响最大，摄碘不足或过多都会引起甲状腺疾病。目前因缺碘引起的甲状腺结节已经非常少见，所以沿海地区人群应控制碘的摄入，正常成年人每天摄入 100～200 微克碘就够了。甲状腺组织内不断进行甲状腺激素的生化合成反应，而催化这一反应的酶容易受到有害物质的破坏和干扰，特别是一些人工合成的化学物质，如硫氰酸盐、过氯酸盐、农药、过量的食品添加剂等，因此在日常生活中应当注意防范。

（3）调整情绪：过度劳累会加重甲状腺的负担，降低人体的免疫力。长此以往，甲状腺处于一种不稳定状态。在受到外界因素的影响下，如化学刺激或者细菌、病毒侵犯时，就容易发生病变。因此，劳逸结合、保持健康的生活方式，也是预防甲状腺疾病的有效方法。

（夏　伟　庄菊花）

## 35. 桥本甲状腺炎是啥病

桥本甲状腺炎，即慢性淋巴细胞性甲状腺炎，是一种自身免疫性疾病，与遗传及环境因素相关，发病率 3％～4％，以 30～50 岁女性多见。多表现为血清甲状腺过氧化物酶抗体滴度升高，碘的敏感度可正常或减低。根据甲状腺结构破坏程度及时期不同可以出现甲亢、甲减甚至正常的不同临床表现。

桥本甲状腺炎的诊断方法是：一般医生通过甲状腺自身抗体检查及甲状腺超声检查来判断。甲状腺自身抗体是指：抗过氧化物酶抗体、抗甲状腺球蛋白抗体。如果这两个抗体有明显升高，提示桥本甲状腺炎。甲状腺彩超上如果出现"甲状腺弥漫性肿大、回声不均匀、弥漫性回声减低、网格状强回声"等字眼，提示桥本甲状腺炎。桥本甲状腺炎是导致甲减的最常见病因，但并不是都会出现甲减。如果不伴有甲减，不用治疗；如果伴有甲减，则服用甲状腺素治疗。

针对桥本甲状腺炎的治疗方法较多，早期的桥本甲状腺炎甲状腺功能正常，目前一般的治疗手段多限于低碘饮食。甲减阶段，给予甲状腺激素进行替代治疗，以维持甲状腺功能正常。绝大部分患者会出现血清抗体持续高水平，高滴度抗体不仅会加速桥本甲状腺炎的发展，而且能引起其他器官的免疫损伤。因此，有效降低抗体水平成为治疗的关注点。研究表明中西医结合治疗可显著降低过氧化物酶抗体的水平，在桥本甲状腺炎发病的早期、中期、晚期分别以柴胡疏肝散、逍遥散和真武汤为主方，并联合应用含硒元素的西药(常用药为硒酵母)，可以有效减低桥本甲状腺过氧化物酶抗体水平，改善患者的症状，提高患者的免疫力。

（夏　伟　庄菊花）

# 36. 流感后颈部疼痛警惕亚甲炎

流感时出现咽喉肿痛等症状并不奇怪，但在流感后咽喉稍下方的甲状腺发炎而出现颈部疼痛，人们就不太知道是怎么回事了，且常容易与甲状腺炎相混淆，而延误诊疗。



**生活实例**

春节前，小王被同事传染得了流感，由于工作忙，身体一向强壮的他硬扛着没休息，也没去医院，按照同事的指点用了点药。自从患了流感后，小王就嗓子痛，春节长假在家休息了几天仍不见好转，反而越来越痛，甚至连脖子都不能碰，哪怕转头都会牵扯引起剧烈颈痛，要转头必须先转身。小王不得不到医院诊治，被诊断为亚急性甲状腺炎，简称亚甲炎。

甲状腺离咽喉部很近，就在其稍下方、气管两侧。普通患者不易区分，多以为"喉咙痛"是流感没有好彻底所致，常不被重视。其实亚甲炎是流感的蔓延或转移，总有一部分流感患者会发生，主要是由病毒感染所致，常常于流感之后发生。

亚甲炎患者的典型症状多为发热、畏寒，颈部甲状腺处肿大、变硬、疼痛，可先从一侧开始，然后扩大到另一侧，继而累及全甲状腺。也可同时伴有咽喉肿痛，因此常易被误诊为上呼吸道感染（包括流感）、咽炎、急性扁桃体炎等。颈部疼痛常被患者首先注意到，但也各有轻重，有些患者不明显，而有些患者颈痛十分显著，甚至不能触摸颈部。

有许多患者像小王一样，来医院前就曾服用过抗感冒药物，甚至打过静脉点滴，用过抗生素等。但抗生素对病毒所致的亚甲炎无效。有些患者病情拖延一两个月仍不见好转，总是乏力、发热、出虚汗、没胃口等，甚至怀疑自己患了肿瘤。还有的治疗不恰当、不正规，形成慢性甲状腺炎而久治不愈。

其实，通过核医学的摄$^{131}$I率测定、甲状腺扫描、血沉检查等很容易明确诊断亚甲炎，关键是要提早重视。患流感的朋友在病情不能有效缓解时，千万不要硬扛、硬撑，应及时到医院就诊。亚甲炎治疗并不困难，也容易治愈，但需尽早、正规治疗。

（马玉波　潘懿范）

# 甲亢

## 37. 得了甲亢，还能够愉快地吃海鲜吗

海鲜味道鲜美，含有丰富的营养成分，深受大家喜爱。但是，海鲜不宜多吃，特别是患有甲状腺疾病的患者，面对味美汤鲜的海鲜，该如何下口呢？医生向患者交代注意事项时，一般所说的海鲜包括三类：藻类、虾贝类、鱼类，它们的含碘量其实有天壤之别，呈现三个等级。我们常说的海带、紫菜属藻类，属于高碘含量；虾、扇贝等则是虾贝类，属于中等含碘；带鱼、三文鱼、小黄鱼等，属于低等含碘。

甲亢患者在治疗后，如果甲状腺功能还未正常，或者还伴有甲状腺肿大，同时再摄入较多碘的话，会让病情雪上加霜。此时必须"忌"碘饮食。若甲状腺功能已经正常，甲状腺无明显肿大，可选择含碘量较少的小黄鱼、带鱼、墨鱼解解馋，每周吃一次，烹饪时使用无碘盐。单纯的甲状腺结节患者，最好在测定自身体内碘多少的情况下，再选择性地吃海鲜。长期高碘饮食会诱发自身免疫性甲状腺炎，如桥本甲状腺炎，破坏甲状腺细胞，从而加重甲减。桥本甲状腺炎为遗传因素以及环境因素影响的自身免疫性疾病，可在同一家族中的几代人中发生，所以桥本甲状腺炎患者的子女要注意减少碘的摄入量，必要时检查甲状腺功能，尽量做到提前干预，预防发病。

（余 飞）

## 38. 治甲亢怎选好方法

甲亢是由于甲状腺腺体本身功能亢进，合成和分泌过多的甲状腺激素所导致的以神经、循环、消化等系统兴奋性增高和代谢亢进为主要表现的一组临床综合征。以下为目前全球普遍采用的三种经典治疗方法：

（1）手术治疗：具有"立竿见影"的近期疗效，它能使 90％～95％ 的患者获得痊愈，手术死亡率低于 1％。但因其存在创伤、瘢痕形成、神经损伤而可能引起嘶哑等常见并发症，同时甲状腺功能减退发生率极高(近 100％)，选择该治疗手段的甲亢患者在逐年减少。根据英国甲状腺协会的最新统计数据，目前全球

不足 5％的甲亢患者选择手术治疗。

目前,该方法主要适用于下列甲亢患者:甲肿腺极度肿大出现压迫症状;甲亢同时怀疑有恶性病变;不能坚持长期服药且不适合[131]I 治疗;药物治疗过程中出现多次复发,且短期内急于妊娠的妇女。

## 特别提醒

鉴于甲亢对妊娠可造成不良影响(流产、早产等),而妊娠又可能加重甲亢。因此,妊娠早、中期的甲亢患者凡具有上述指征者仍应考虑手术治疗。

(2) 抗甲状腺药物治疗:常用的抗甲状腺药物有甲巯咪唑、丙基硫氧嘧啶等。目前,该方法主要适用于下列患者:病情轻,甲状腺轻度(Ⅰ度)肿大;年龄在 20 岁以下;妊娠或哺乳期甲亢;[131]I 治疗前、后的辅助治疗;甲亢的术前准备;甲亢危象的救治。

(3) [131]I 消融:[131]I 消融治疗现已成为美国和西方国家治疗成人甲亢的首选方法。我国自 1958 年开始用[131]I 治疗甲亢,至今已积累数十万病例。但由于临床推广不足等原因,公众对这种治疗方法知晓率低,甚至还存在不少误解。

需要强调的是:此法安全简便,费用低廉,效益高,总有效率达 95％,一次治愈率 85％以上,复发率低于 10％;患者的生育能力或增加遗传缺陷的发生率不受影响;[131]I 在体内主要蓄积在甲状腺内,不会对其他脏器,例如心脏、肝脏、血液系统等造成急性辐射损伤,可以比较安全地用于治疗患有这些脏器合并症的重度甲亢患者。我国临床上对年龄的适应证比较慎重,在美国等北美国家则对 20 岁以下的甲亢患者用[131]I 治疗已经屡有报告。英国对 10 岁以上甲亢儿童,特别是具有甲状腺肿大和/或对抗甲状腺药物治疗依从性差者,也用[131]I 治疗。

该治疗方法特别适合治疗以下甲亢患者(符合一条即可):年龄在 20 岁以上,甲状腺Ⅱ度及以上肿大;抗甲状腺药物治疗失败、过敏或出现白细胞减少等禁忌;甲亢术后复发;甲亢性心脏病或伴有其他原因的心脏病;甲亢伴白细胞和/或血小板或全血细胞减少;老年性甲亢;甲亢伴糖尿病;毒性多结节性甲状腺肿;功能自主性甲状腺结节合并甲亢。

总之,任何一种治疗甲亢的方法都有其优点和不足,我们在临床工作中应该根据甲亢的病因、病情等客观条件并结合患者的主观偏好,合理推荐和选择有效治疗方法,使患者甲状腺功能尽早恢复正常,并最大限度降低医疗风险和并发症的发生。

(陈立波)

## 陈立波

陈立波，主任医师，教授，医学博士，博士生导师，上海市第六人民医院核医学研究室副主任。中国临床肿瘤学会甲状腺癌专家委员会副主任委员，上海市抗癌协会甲状腺肿瘤专业委员会委员，上海市医学会核医学第八届专业委员会青年委员、科普学组副组长。擅长甲状腺疾病诊治和 SPECT/PET/CT 影像诊断。

## 39. 甲亢患者就诊为何常挂错号

甲亢，在起病时多隐匿而缓慢，不少患者对它缺乏足够的认识，主观感受或描述因人而异，常常与经典症状有偏差，甚至给医生以误导，使得部分患者不能正确选择应该就诊的专科，常从挂号开始即走入误区，以下几种情况多见：

（1）麻痹大意型：对自身健康认识不足或重视不够，也不清楚甲状腺、甲亢是怎么一回事，没有意识到或者不情愿相信生病。

（2）心慌为主型：平素健康，首发症状仅表现为心慌，心电图检查后常在心内科按"心动过速"治疗。服药后心慌会暂时缓解，但这反而使患者放松了警惕，因为这仅仅是治标而未治本。

（3）皮肤瘙痒型：有些患者全身皮肤瘙痒甚至奇痒，于是反复就诊于皮肤科。因有皮疹和搔抓痕迹，医生有时会被假象所迷惑，到头来仍然是治标不治本。

（4）消化异常型：甲亢会使肠蠕动加快，于是大便次数增多，患者误认为是腹泻。有些还合并肝功能损害甚至表现出黄疸，于是就诊于消化科或传染科。有些还有消瘦、食欲差，甚至被怀疑肿瘤疾病。

（5）行为改变型：情况多样，有的容易兴奋、激动、失眠、多梦、紧张、急躁；有的相反，神情抑郁淡漠，使得病情更加不易被发现，多为老年性甲亢；有的因末梢神经兴奋而出现肌肉细颤，手脚"发抖"；有的全身乏力，行走困难，甚至不能站立，上厕所等需要借助扶手或他人帮助，偶尔会突然摔倒，严重者四肢无力而卧床（肌肉麻痹）。因此有些患者甚至长时间在脑和神经系统方面寻找原因。

（6）其他情况：甲亢还会影响造血功能，常会发现白细胞或血小板降低。有些表现为眼睑、踝部水肿而就诊肾内科。有些女性被误认为更年期或亚健康状态。还有些伴有性功能亢进、骨质疏松、脱发、口干、音调改变等。这些都为患者正确就诊和医生判断带来了困难。

了解这些就诊误区后可能为患者带来帮助。在明确"甲亢"诊断后，患者可以选择传统的外科手术或内科药物治疗。此外，核医学专科也可以作为恰当选择。特别是病程长、反复复发、颈部粗大、有并发症或禁忌证不能坚持服药者，更加适合核医学的同位素治疗，既能根治，又不需要住院，总费用低，复发率也最低。在有些国家(例如美国)，同位素治疗已经作为甲亢治疗的首选方法。

(马玉波　潘懿范)

# 40. 得了甲亢，需要哪些心理干预治疗

甲亢的发病与心理因素密切相关，心理干预治疗在整个甲亢治疗过程中，都发挥着重要作用。精神刺激、生活压力等与心理相关的因素都能诱发甲亢。甲亢发病后引起的脾气暴躁又会加重甲亢症状，导致恶性循环。

甲亢常用的治疗方法有三种，如何选择是个难题。我们的建议是了解自己的心理需求，选择最适合自己的治疗方法，不要道听途说，因为适合亲朋好友的方法未必适合你。

作为患者要平衡心态，淡定、有信心和耐心，静坐、冥想等放松训练，有助于缓解甲亢的紧张情绪。甲亢具有易复发的特点，心理因素是导致甲亢复发的重要因素，尽量减少负面情绪有助于避免甲亢复发。甲亢是需要长时间治疗的疾病，家属的支持与理解不仅有助于治疗，更能预防复发。夫妻共同面对能有效提高甲亢的疗效。

甲亢患者在日常生活中应该注意：合理调整工作，减少压力。降低期望值，保持良好心态。家庭和睦、和谐人际关系、平和心态都有助于甲亢康复。总之，心理干预可以明显降低甲亢的复发率，提高患者对治疗的满意度。

(陈　刚)

—— 专家简介 ——

**陈　刚**

陈刚，上海交通大学医学院附属瑞金医院核医学科副主任医师，国家三级心理咨询师，核医学教研室副主任，瑞金临床医学院教学督导专家。擅长甲亢和甲状腺癌的核素治疗及各类甲状腺疾病治疗，肿瘤多发骨转移核素治疗，肿瘤心理支持与康复等。

## 41. 多年的顽固甲亢还有治愈希望吗

不少甲亢患者病情顽固难愈，容易复发，有些甚至长期治疗二三十年以上都无法显著缓解。但再顽固的甲亢，权衡利弊后仍有办法能根治，其中服用同位素$^{131}$I就是有效的经典根治办法之一。

$^{131}$I是一种放射性同位素，如同"加碘盐"中的碘（$^{127}$I）一样，能够专门被甲状腺吸收。但不同的是，它可产生仅有 1～2 毫米远的射线，正好能杀伤破坏增生的甲亢组织而治愈疾病，同时不会伤害其他组织，也很少复发，极少见不良反应，并且原来伴随甲亢的合并症也会因甲亢痊愈而逐渐好转或消失。

当然，如同手术后或长期治疗的终末期，同位素$^{131}$I治愈后也可能发生永久性"甲减"（甲状腺功能减退），它往往是甲亢治愈后难以避免的"结局"或"归宿"，也是患者的另一种担心。但甲减可以通过终身服药的方式加以纠正或替代，而使甲状腺功能保持正常，同高血压、糖尿病需要终身治疗的原理相似，其代价比甲亢长期不能痊愈要小得多。

$^{131}$I治疗的最终效果和目的是甲状腺缩小到正常，恢复正常甲状腺功能和健康，缓解或消除各种不良并发症，解除饮食禁忌，恢复工作、生活的能力，获得常人的生活方式和质量。

（马玉波　潘懿范）

## 42. 三种甲亢治疗方法的比较

甲亢，上海人以前把它称做"大脖子病"，目前病因还不明确，其发病机理是由于甲状腺机能增高、甲状腺激素分泌增多或因甲状腺激素在血循环中水平增高所致的内分泌疾病，临床特征为甲状腺弥漫性肿大，伴有不同程度的突眼，同时可伴有怕热、多汗、食欲亢进、消瘦、心悸和手抖等症状。

目前甲亢的治疗主要有三种方法：第一种是内科药物治疗，运用抗甲状腺药物，抑制甲状腺素的合成，但疗程长，需规则服药 2 年左右，缓解率约 40％～60％。第二种是外科手术治疗，通过切除部分甲状腺组织，减少甲状腺素的分泌而达到治疗甲亢的目的，但手术治疗的主要并发症是会产生伤口出血、感染、神经损伤，甚至出现严重的甲状腺危象。对于年轻的女孩子来说，在颈部留下瘢痕也是一件十分遗憾的事。第三种方法是运用同位素$^{131}$I治疗。碘是合成甲状腺素的原料，$^{131}$I 是碘的同位素，具有和碘一样的特性，能够被甲状腺摄取后停留在甲状腺内。所不同的是 $^{131}$I 是一种放射性核素，能放射出 β 射线。β 射线通过它的辐射生物效应，可以破坏一部分甲状腺组织，从而达到抑制甲状腺激素分泌的目的，这与外科手术的目的相同。因此，同位素 $^{131}$I 治疗甲亢被称为是不开刀的"手术"。由于 β 射线在组织中的射程很短，因此对周围组织的影响很小，十分安全，且不会留下瘢痕。此外，同位素 $^{131}$I 治疗特别适合于有合并症的甲亢患者，在甲亢症状好转的同时，甲亢性心脏病、肌无力等症状也会同时好转。另外，对于肝肾功能不佳的甲亢患者，同位素 $^{131}$I 治疗也是十分安全的。



同位素 $^{131}$I 治疗甲亢也有其局限性，其中最大的不良反应就是甲减，虽然发生率不高，但由于个体差异等不能控制因素的存在，甲减的发生不能杜绝。

（陈　刚　席云）

# 43. $^{131}$I 治疗前为什么要做摄碘率检查

甲亢 $^{131}$I 治疗前做摄碘率检查的目的主要有两个：一是为了进一步鉴别诊断甲亢性质，判断是否适合进行 $^{131}$I 治疗；另一个是为了明确甲亢的严重程度，帮助医生计算 $^{131}$I 治疗剂量，为患者定制精确的个体化治疗方案。

通过摄碘率检查，我们可以发现甲状腺对碘需求高低的时间变化曲线，因此在口服微小剂量的放射性碘药水之后，通常需要进行 2～3 次的甲状腺部位的放射性碘含量的测定，根据测定结果生成一条时间-碘摄取曲线，再通过仪器计算出固定时间点的摄碘率，便于医生进一步计算治疗剂量。

甲亢患者的曲线与正常人不同，会明显高于正常人，有的曲线峰值还会前移，即在 2～3 小时就达到碘吸收的高峰。而有些患者虽然有明显的甲亢症状，他的摄碘率曲线却低于正常人，显得低平，这很可能说明了他患的不是真正意义上的需要 $^{131}$I 治疗的甲亢。此举为医生鉴别诊断提供了帮助，也避免了不必要的诊治。

摄碘率检查可以明确甲状腺摄取碘能力的高低，结合其他甲状腺功能的血清学检查指标（如 $TT_3$、$TT_4$、$FT_3$、$FT_4$、TSH 等）和一些辅助试验检查（抑制试验、释放试验等），还可以鉴别诊断甲状腺的各种疾病，例如甲亢、甲减、亚急性甲状腺炎、桥本甲状腺炎、甲状腺碘有机化障碍、地方性甲状腺肿、功能自主性甲状腺腺瘤等。

（王　辉　王少雁）

## 44. $^{131}$I 治疗需要注意哪六大关键时间点

甲亢$^{131}$I 治疗有安全、有效、一次性口服的特点,碘的物理半衰期为 8 天,其 β 射线的射程仅为 1～2 毫米,不影响甲状腺之外的其他组织和器官,此外$^{131}$I 治疗不影响血液系统、肝功能、肾功能。在$^{131}$I 治疗期间,不吃海鲜,服用无碘盐,建议每月复查甲状腺功能,必要时在当地医院复诊。一般碘治疗 2 周后起效,1～2月有甲亢症状加重的可能,首次$^{131}$I 治疗后甲状腺依然肿大的可以在 3～6 月之后再次治疗。

甲亢患者服用$^{131}$I 之后,有六个关键的时间点需要特别关注:

（1）服药的当天,建议服药之前、之后空腹 2 小时,并坐着休息 2 小时。服药后可以少量多次地喝水,注意在回家途中不要由于晕车引起呕吐。回家之后建议每次大小便后冲洗马桶两次。

（2）服药之后一周内,不要挤压甲状腺,建议在家休息,轻微活动,避免精神刺激。

（3）服药之后 1 月内,避免与婴幼儿、孕妇亲密接触,1 月时需要复查血常规、肝功能。

（4）服药之后 2 月内,避免与婴幼儿、孕妇亲密接触。

（5）服药之后 3 月内,服用药 80 天之后,人体内没有放射性了,也就不需要其他防护措施了。

（6）服药之后 4～6 月内,每间隔一个月复查甲状腺功能,并到医院就诊,评价治疗的疗效。建议夫妇双方采取适当的避孕措施,治疗 6 个月之后才考虑备孕,并建议优生优育科就诊。

（管　樑）

—— 专家简介 ——

**管　樑**

管樑,主任医师,上海交通大学医学院附属瑞金医院核医学科行政副主任、北院核医学科执行主任。中华医学会核医学分会科普委员和上海市医学会核医学分会科普副组长。擅长甲状腺良性疾病的诊疗。

# 45.　甲亢患者能怀孕吗

不少患甲亢的女性希望怀孕或生二胎，但甲亢是慢性病，常常久治不愈。这些女性担心或顾虑的主要是：病情尚未有效控制，该不该考虑怀孕？在治愈前怀孕是否会影响自身安全？对胎儿发育是否会有影响？母体服用的药物是否要停用？怀孕前希望甲亢短期内治愈的愿望是否有办法实现？服药期间万一怀孕是否该停药或干脆打掉胎儿再重新计划？怀孕后病情会不会加重或复发？万一加重需要增加药量怎么办？治疗期间生下的小孩也会有甲亢吗？

这些担心是合理的，但大多数顾虑是可以消除的，也就是说多数甲亢患者在恰当治疗的情况下，是可以怀孕生小孩的，孩子出生后也会正常发育。但原则上应该对几种情况分别对待，并在医生建议下决定。

（1）病情稳定的患者：经过前期治疗病情稳定，且停药一年以上也未复发的患者，可以考虑随时生育。

（2）正在治疗的轻中度甲亢：病情程度较轻，药物治疗有效并能稳定控制，但不能停药，需要一定药量的维持。多数患甲亢的女性属于这种情况，可以怀孕。因为维持药量一般剂量小，不良反应小甚至没有，常用的几种抗甲状腺药物，即使母体每天服用，大多对胎儿也没有明显的不良影响，这点已被医学界证实并公认。但前提是肝肾功能、造血功能等定期监测，证实没有明显不良反应，以防少数例外。即使个别患者有轻度不良反应，通过辅助保护性药物消除后，也可以怀孕。

（3）已经怀孕或怀孕后甲亢复发的患者：若不想放弃妊娠，应该继续维持治疗药物，防止病情加重，并保证母体甲状腺激素水平在正常范围内，定期随访病情并监测不良反应。同时照常定期产前检查，配合医生随时掌握病情、跟进调整治疗方案。

有几种少数情况不适合马上怀孕。

（1）重度甲亢：病情难以控制，母体内甲状腺激素水平高，胎儿受影响，不利于发育。特别是 4 个月以内的孕期，胎儿自身甲状腺发育尚未发育成熟。另外服药剂量大，对母体和胎儿不良影响的风险增加。

（2）无论病情轻重，内科药物治疗无效，病情控制不理想，或患者不能坚持服药，或药物不良反应大。

（3）合并严重并发症：无论病情轻重，无论是否服药或不良反应大小，也无论初发或复发，只要合并有严重的突眼、肝肾功能指标显著异常、严重的心脏早搏、房颤、冠心病、高血压、糖尿病、风湿类疾病、精神疾病等，都不适合怀孕。

这几种不适合马上怀孕的女性，是否永远不能生育？也不是。因为除内科抗甲状腺药物外，还有两种主流治疗手段可以将甲亢在短期内治愈，适合希望尽早生育的患者选择。一是手术治疗，见效最快，可根治，但有手术风险，少数还会复发。二是同位素[131]I治疗，数周内就能有效控制病情，绝大多数在半年内会彻底治愈，并且可以根治，极少见不良反应，极少复发，只是甲减发生率较高，需要药物纠正或替代，但不影响母体健康和胎儿发育。因此相隔半年就可以怀孕生育，不过需要在有核医学科的医院才能完成。

## 特 别 提 醒

已经怀孕的女性患者不适合同位素治疗。

（马玉波　潘懿范）

# 分 化 型 甲 状 腺 癌

## 46. 何为分化型甲状腺癌

甲状腺癌包括分化型甲状腺癌、未分化型甲状腺癌、髓样癌等。其中以分化型甲状腺癌最常见，包括乳头状癌和滤泡癌。分化型甲状腺癌有局部淋巴结转移的趋势，复发率高；甲状腺滤泡状癌容易通过血循环转移至肺和骨骼。因此，长期随访非常重要，主要目的是早期发现复发或转移灶并及时给予治疗。颈部B超检查、血清甲状腺球蛋白测定和[131]I全身显像是分化型甲状腺癌随诊基本检查方法。

分化型甲状腺癌患者在切除甲状腺，并在[131]I清除残留甲状腺组织（清甲）后，血中甲状腺球蛋白消失，甲状腺球蛋白成为肿瘤标志物。若甲状腺球蛋白重新出现或增高（服用甲状腺激素＞5 纳克/升或停用甲状腺激素＞10 纳克/升）是复发或转移的特异性标志。由于多数分化型甲状腺癌复发、转移病灶具有摄取[131]I的能力，因此[131]I-全身显像是随访分化型甲状腺癌特异性较高的检查方法。

[131]I-全身显像不仅可以了解分化型甲状腺癌手术后残余甲状腺组织的有无和多少，也可以发现和评价有无复发和转移。[131]I-全身显像和甲状腺球蛋白检查结果一般是符合的：这两种检查结果均为阳性，提示复发或转移；这两种检查结果均为阴性，提示分化型甲状腺癌无复发或转移。临床中约 10％～15％ 的患者在随访中出现血清甲状腺球蛋白值升高，但是[131]I 显像不能发现病灶，即甲状腺球蛋白阳性而[131]I 显像阴性。

甲状腺球蛋白阳性而显像阴性的常见原因如下：

（1）甲状腺球蛋白假阳性：甲状腺球蛋白抗体阳性、分化型甲状腺癌患者体内持续存在甲状腺残留组织并发生良性病变时，可出现甲状腺球蛋白假阳性。

（2）[131]I 显像假阴性：分化型甲状腺癌病灶虽然具有摄碘功能，但是由于其体积太小或微小转移灶广泛存在，肿瘤内摄取的[131]I量达不到仪器分辨率的要求，小剂量[131]I 显像无法显示。

在长期疾病过程中，分化型甲状腺癌可退行发育为未分化型甲状腺癌，导致摄碘功能丧失，从而出现[131]I-全身显像假阴性。

分化型甲状腺癌患者稳定碘摄入较多，如饮食中碘含量较高，或由于注射碘造影剂或服用含碘的药物等，均可影响分化型甲状腺癌复发或转移灶对[131]I 的摄取，导致[131]I-全身显像假阴性。

在排除上述甲状腺球蛋白假阳性、[131]I-全身显像假阴性可能原因后，选择颈部 B 超，非强化胸部 CT 或颈部 MRI 检查。仍不能发现病灶，可根据医院自身条件选择其他核医学显像技术如 [201]Tl [201]钛全身显像、[99m]Tc-MIBI(锝- 99m 甲氧基异丁基异腈)和[18]F‑FDG-PET(氟- 18 氟代脱氧葡萄糖正电子显像)。对于甲状腺球蛋白＞10 微克/升甲状腺球蛋白/显像阴性的患者，[18]FDG-PET 最有价值。

对于使用其他检查确诊有肿瘤复发或转移的患者，首选手术治疗，不能手术切除的颈部、骨或脑的转移灶行外放疗或化疗。而无法确诊有无肿瘤复发或转移的患者，当分化型甲状腺癌患者甲状腺球蛋白值＞10 微克/升，给予[131]I 100～200 毫居以达到诊断和治疗双重目的。在治疗后的 5～7 天进行全身显像，如[131]I 显像发现病灶，继续进行[131]I 治疗直至[131]I 显像阴性；如分化型甲状腺癌患者治疗后[131]I 显像未发现病灶，应停止治疗并动态观察甲状腺球蛋白值变化。

(马　超)

—— 专家简介 ——

**马　超**

马超，医学博士，硕士生导师，上海交通大学医学院附属新华医院核医学科主任医师，中华医学会核医学分会青年委员，中华医学会核医学分会治疗学组委员。擅长放射性核素治疗甲状腺癌，甲亢，神经内分泌肿瘤以及云克治疗骨关节病。

# 47. 甲状腺癌如何早诊早治

近年来，我国甲状腺癌的发病率呈不断上升趋势，2009 年的数据显示甲状腺癌的发病分布呈明显的地域特点。就甲状腺癌发病率而言，南方高于北方，东部地区高于中西部地区，沿海地区高于内陆地区，这些高发地区的发病率为 7.45/10 万～7.87/10 万；大连市是城市中发病率最高的，而福建省长乐市是农村中发病率最高的。

甲状腺癌的发病与生活中的微量元素——碘息息相关。甲状腺会产生一种参与人体代谢的激素即甲状腺素，而碘就是合成这种激素的必不可少的元素。目前认为高碘饮食可能与甲状腺癌有一定相关性，这就是为什么甲状腺癌在东部沿海地区的发病率相对要高的原因。

甲状腺癌的发病还与大剂量的核辐射和 X 线辐射有密切的相关性，而与生活中的家用电器及手机等小剂量辐射并无明显相关性。

怎样对甲状腺健康加以重视呢？首先在于大家自我检查，经常摸一摸自己的颈部看是不是有包块，手能摸出来的结节，直径一般都在 1 厘米以上；其次就是定期体检，特别是超声体检，它可检测出我们摸不到的肿块，最小可发现 0.3 厘米的甲状腺结节；第三就是当身体出现一些症状时也要考虑甲状腺癌，比方说甲状腺癌会压迫或者甚至侵犯到喉返神经导致声音嘶哑。

手术是甲状腺癌首选的治疗方法。在手术全切甲状腺后，乳头状癌和滤泡型癌这两类分化型甲状腺癌可采用[131]I 进行体内放射性治疗，预后很好。[131]I 作为常规碘的放射性同位素，它具有两个重要的功能：一方面可发出具有治疗作用的 β 射线，另一方面还可发出具有成像作用的 γ 射线来显示[131]I 浓聚区以监测治疗效果。[131]I 放射性治疗后，不仅能帮患者恢复健康，而且也不会影响正常生活。

（石洪成　胡鹏程）

# 48. 分化型甲状腺癌手术后甲状腺激素治疗的意义是什么

分化型甲状腺癌患者手术后辅助治疗包括[131]I 清除残留甲状腺组织和促甲状腺激素抑制治疗（即超生理剂量甲状腺激素治疗）。

甲状腺激素治疗有重要作用：

（1）分化型甲状腺癌在手术、[131]I 将甲状腺全部清除后，需要补充外源性甲状腺素，以纠正体内甲状腺激素不足导致的甲状腺功能低下（甲减）状况，维持机体的正常代谢，减少甲减并发症。

（2）促甲状腺激素能刺激残余甲状腺癌的生长。利用甲状腺激素反馈性抑制垂体分泌促甲状腺激素，使血清促甲状腺激素处于较低水平，能减少促甲状腺激素对甲状腺组织和其复发转移灶的刺激，降低分化型甲状腺癌复发和转移，延长生存期。

（3）促甲状腺激素抑制治疗时，甲状腺球蛋白升高提示分化型甲状腺癌复发或转移,这类患者需停用甲状腺素制剂以进行进一步的复查。

(马　超)

## 49. 为什么说 <sup>131</sup>I 是治疗分化型甲状腺癌的神奇子弹

$^{131}$I 是碘元素的同位素,其生物化学性质与碘元素一样。$^{131}$I 在衰变时,能够释放 β 射线(99％)和 γ 射线(1％),其中 β 射线用来破坏肿瘤细胞,而 γ 射线可以进行肿瘤影像检查。

正常甲状腺细胞和分化型甲状腺癌(如甲状腺乳头状癌、滤泡癌)细胞表面有钠碘转运体,可主动将 $^{131}$I 或碘转运进入细胞,便于甲状腺聚集高浓度的碘来合成甲状腺激素。而进入细胞内的 $^{131}$I 释放的 β 射线能高选择性地将癌灶消灭,达到清除残余甲状腺、减少肿瘤复发及转移的目的。对于已发生远处转移(如肺转移)的分化型甲状腺癌,如果转移灶摄碘能力较好,可采用 $^{131}$I 治疗。

(宋少莉)

—— 专家简介 ——

**宋少莉**

宋少莉,副主任医师,博士,硕士生导师,上海交通大学医学院附属仁济医院核医学科副主任,中华医学会核医学分会第十届青年委员会副主任委员。擅长分化型甲状腺癌术后 $^{131}$I 治疗、难治性甲亢的 $^{131}$I 治疗。

## 50. <sup>131</sup>I "清甲" 治疗前需要进行哪些准备工作

$^{131}$I"清甲"前需要进行以下准备工作:

(1)"清甲"(清除残留的甲状腺组织)治疗前,停用 L－T$_4$(左旋甲状腺素)至少 2～3 周或使用重组人 TSH(rhTSH),使血清促甲状腺激素升高至＞30 毫国际单位/升。

(2)$^{131}$I"清甲"治疗前低碘饮食(＜50 微克/天)至少 1～2 周,避免应用含碘造影剂和药物(如胺碘酮等)。

(3)完成 $^{131}$I"清甲"治疗前评估,包括:测定甲状腺激素、促甲状腺激素、甲状腺球蛋白、甲状腺球蛋白抗体、血常规、肝肾功能，颈部超声、心电图、胸部 CT 或胸部 X 线检查等。

（4）育龄妇女进行妊娠测试。

（5）发现有再次手术指征者应先行手术治疗。

（6）[131]I"清甲"治疗前对患者进行辐射安全防护指导。

（宋少莉）

# 51. 不摄碘的甲状腺癌该怎么治

[131]I 治疗是针对分化型甲状腺癌的一种靶向性极强的治疗方式，它的疗效好、安全性也很高。经过 70 余年的临床实践和研究，[131]I 治疗已经成为甲状腺癌的常规治疗方法。可是有一些甲状腺癌病灶不能摄取[131]I，或者虽然摄取，但病情仍然进展，或者经过反复治疗，累积剂量已经过大(比如超过 600 毫居)，病情却无好转。

我们首先想到的是促甲状腺激素抑制治疗，即使用足量的甲状腺素(如优甲乐)使血清促甲状腺激素处于较低水平，从而抑制肿瘤生长。如若病情仍然进展，这将很可能会导致患者的生存时间大为缩短。由于甲状腺癌对传统放化疗不敏感，国内外正在不断寻找新的治疗方式，试图延长患者的存活时间，改善患者的预后。

在过去的十多年里，全球对于甲状腺癌分子病理学的研究取得了一些关键性突破，发现了很多基因突变以及突变之后导致下游信号通路的持续性激活，而这一激活和肿瘤的增殖、转移、浸润等不良的临床病理特征密切相关。我们正是通过这种关系的发现寻找到了新的治疗靶点，针对靶点开发出一系列小分子酪氨酸激酶抑制剂，也就是我们所谓的分子靶向治疗药物。这些药物可以针对这些靶点来抑制肿瘤细胞的增殖；或者通过抑制血管生成，间接地抑制肿瘤细胞的增殖。

这些药物中部分已经完成 3 期临床试验，并获得在[131]I 难治性分化型甲状腺癌中的应用指征，如索拉非尼、乐伐他尼。有些还在进行临床试验中，如阿帕替尼等。这些药物的临床应用结果，给了不摄碘甲状腺癌患者新的治疗选择和生存希望。

（陈立波）

# 碘 | 和 | 甲 | 状 | 腺 | 激 | 素 |

## 52. 碘缺乏或过多会有哪些健康问题

碘是人体必需的一种微量元素,像钙、铁、锌一样,对人体非常重要。人体甲状腺有摄取碘的功能,碘是甲状腺合成甲状腺激素的原料,甲状腺激素是人体代谢不可缺少的重要物质。健康成年人体内碘的总量为 20～50 毫克,如果每天摄入的碘量不足 50 微克时,就可能患碘缺乏病。

由于缺碘,甲状腺合成甲状腺激素的原材料缺少,生产的产品也就是甲状腺激素减少,甲状腺激素减少会影响青少年的生长发育,产生包括"大脖子"(甲状腺肿大)等健康问题。

碘缺乏会导致甲状腺功能减低:如果甲状腺功能减低,则不容易怀孕;怀孕了也容易发生流产、早产。发生在胎儿期或婴儿期,可能会导致克汀病,表现为智力低下,听力、语言及运动障碍;如果发生在未成年人,会导致儿童生长发育停滞,智力落后;如果发生在成年人,会出现怕冷、便秘、皮肤干燥、头发掉落、反应迟钝、智力受损、记忆力减低、性功能减低、月经不调、不孕不育等。

可以抽血检查甲状腺功能,如果发现甲状腺功能减低,一定要及时、适量补充甲状腺素片。缺碘、甲状腺功能减低,越早发现、越早治疗、效果越好。在日常饮食中要适当进食海产品,海带、紫菜、海参都含有丰富的碘,还有加碘的食盐。

很多人会有误区,认为只要多吃海产品就不会生甲状腺疾病,实际上摄入碘太多也会导致碘性甲亢,因此甲状腺功能亢进的人不能吃海产品。

### 特 | 别 | 提 | 醒

以下人群要特别重视检查甲状腺功能:备孕女性;婴幼儿;生长发育期的青少年;甲状腺开过刀的人;曾经、已经或怀疑有甲状腺病的人;脖子肿大或有结节,或平时比较怕冷的人。

（蔡金来）

## 53. 吃碘盐能预防核辐射吗

日本福岛核泄漏事故发生后，日本政府向核泄漏周边区域的居民分发碘片。国内居民对碘片也趋之若鹜，还掀起了碘盐的抢购风潮，部分地方的碘盐甚至被抢购一空。那吃碘盐究竟能不能防辐射呢？实际上，完全不需要吃碘片、穿防辐射衣物，更没有必要抢购、囤积碘盐。

放射性碘主要可通过 4 种途径对人群产生影响，即吸入被污染的空气、食用被污染的食品和水、皮肤吸收沉积以及直接受到放射性碘的照射。碘有个习惯，进入人体后大部分会"跑到"甲状腺里，放射性碘在甲状腺沉积时，会发出射程很短的射线，仅仅能影响到甲状腺。服用碘片，就是在放射性碘没有进入人体的时候，先"抢占位置"，占领甲状腺，由于没有"剩余空间"，放射性的碘就无从进入甲状腺。因此，服用碘片确实可以预防[131]I 对甲状腺的危害。

补碘有两个前提，一是核泄漏的放射性物质必须是[131]I，二是明确有核电站泄漏的[131]I 进入环境或者我们的食物链。在这两个前提确定之下，可以科学补碘。在没有明确有[131]I 进入的情况下，不用专门补碘。随意服用碘片可能导致碘含量超标，造成甲状腺肿大等疾病。尤其是孕妇，过量摄入碘会对胎儿造成不利的影响。

碘盐中虽然也含有碘，但其含量和碘片相去甚远，一片碘化钾中含碘 100 毫克，而 1 千克碘盐中的碘含量也不过 20～30 毫克。也就是说，要食用 4 千克左右的碘盐，才抵得上一片碘片。如果真这么吃的话，只怕即便吃出高血压，也达不到预防[131]I 放射性伤害的效果。

（余　飞）

## 54. 嗜食海产品者需关注甲状腺健康

近年来，甲状腺疾病的发病率在世界范围内均呈上升趋势，在我国沿海地区患病人数更是显著上升。众多研究表明，过度食用富含碘元素的海产品，是导致甲状腺疾病发病率升高的重要原因。

碘是一种常见的非金属元素，广泛分布于岩石、土壤、空气和水中，空气中碘的含量以海洋上空最高。离海洋越远，空气中含碘量越低。海洋生物中的碘含量要比陆地生物高得多。

碘的主要作用都是通过甲状腺素来完成的。联合国世界卫生组织推荐的碘摄入量为成人 150～300 微克/天，虽然只要每天碘摄入量＜1 000 微克均属于安全范围，不会引起碘中毒，但长期高碘状态对于身体各器官尤其是甲状腺的影响还是显而易见的。

（吴震宇　王　辉）

## 55. 甲状腺相关抗体之"叛乱"有何危害

大家平时感冒痊愈后，总会说自己体内有抗体了，短期内不会再感冒了，可见抗体在大家的心目中都是好东西。殊不知，能抵御外敌的抗体固然是好，但同室操戈的抗体却是十恶不赦的。世间就存在这么一类专门针对甲状腺的"坏抗体"，它们或影响甲状腺的功能，或破坏甲状腺的组织，导致甲状腺功能增强或减弱，分泌甲状腺激素过多或过少，影响人体各器官的代谢功能。

目前可检测到的甲状腺相关"坏抗体"主要有三种：促甲状腺激素受体抗体、甲状腺过氧化物酶抗体、甲状腺球蛋白抗体等。这些抗体的存在表明机体对自身甲状腺组织发起攻击，是较常见的甲亢和桥本甲状腺炎的罪魁祸首。

促甲状腺激素受体抗体：在95％以上未经治疗的毒性弥漫性甲状腺肿（主要表现为甲亢）患者血清中能检测到促甲状腺激素受体抗体。治疗后，促甲状腺激素受体抗体滴度下降，预示治疗效果良好，反之，复发概率较高，因此该抗体可作为毒性弥漫性甲状腺肿疗效监测、提示预后和复发预测的指标。此外，偶有桥本甲状腺炎和原发性黏液性水肿的患者血清中检测出促甲状腺激素受体抗体。

甲状腺过氧化物酶抗体：在桥本甲状腺炎患者血清中，甲状腺过氧化物酶抗体阳性率为 85％～100％；产后甲状腺炎的患者中，甲状腺过氧化物酶抗体阳性率可达 90％；毒性弥漫性甲状腺肿患者，血清甲状腺过氧化物酶抗体阳性率可达 60％～70％。另外，甲状腺过氧化物酶抗体的持续存在，对桥本甲状腺炎和毒性弥漫性甲状腺肿有提示预后的意义，即此类患者易发生甲减。

甲状腺球蛋白抗体：在桥本甲状腺炎的患者中，甲状腺球蛋白抗体阳性率可达 80％～90％，甲状腺球蛋白抗体与甲状腺过氧化物酶抗体联合检测可使阳性率达到 98％～100％。约有 60％的毒性弥漫性甲状腺肿患者甲状腺球蛋白抗体也会增高，在治疗后，随病情好转滴度逐渐下降。某些非甲状腺疾病如慢性肝炎、类风湿关节炎、系统性红斑狼疮，也可检测到甲状腺球蛋白抗体呈阳性反应。

由此可见，这三种"坏抗体"与甲状腺的健康息息相关。我们要监视它们的变化，对甲状腺疾病进行病情判断、疗效监测、预后提示和复发预测。这些甲状腺病变虽然不会危及生命，但很可能会相伴一生，所以大家在检测甲状腺激素的同时也要重视这三种甲状腺相关抗体的情况。医生根据甲状腺自身抗体的情况进行有的放矢的治疗，方能获得良好的治疗效果。

（赵晋华　崔雄鹰）

## 56. 服用甲状腺激素时应注意哪些问题

$L-T_4$（左旋甲状腺素）在早餐前空腹服用效果最好，每天只需服用 1 次，应与一些特殊药物或食物有足够的时间间隔。比如与维生素滋补品间隔 1 小时，与含铁钙食物或药物间隔 2 小时，与奶豆类食品间隔 4 小时，与消胆胺（考来烯胺）间隔 12 小时。

$L-T_4$ 最终剂量的确定有赖于血清促甲状腺激素（TSH）的监测，每次调整 $L-T_4$ 剂量后 4 周左右，促甲状腺激素可逐渐达到稳定状态。因此，在 $L-T_4$ 剂量调整阶段，每 4 周左右需测定 1 次促甲状腺激素。促甲状腺激素达标后，1 年内每 2～3 个月、2 年内每 3～6 个月、5 年内每 6～12 个月复查甲状腺功能，以确定促甲状腺激素维持于目标范围。

（宋少莉）

## 57. 怎样解读甲状腺激素检测结果

甲状腺疾病在诊断、治疗过程中都需要定期进行甲状腺功能检测。面对甲状腺的各种检查指标以及高高低低的箭头，大部分患者都是一知半解，再加上某些"好心人"南辕北辙的解释，常常吓坏了不少患者。其实，有关甲状腺激素的检测项目就那么几项，分类解读后就能够找到规律。

血清总甲状腺素（$TT_4$）、三碘甲状腺原氨酸（$TT_3$）测定是反映甲状腺功能状态的最佳指标。它们在甲亢时增高，甲减时降低。一般而言，二者呈平行变化。但是在甲亢时，血清三碘甲状腺原氨酸增高常较总甲状腺素增高出现更早，对轻型甲亢、早期甲亢及甲亢治疗后复发的诊断更为敏感，$T_3$ 型甲亢的诊断主要依赖于血清三碘甲状腺原氨酸测定，总甲状腺素可以不增高。$T_4$ 型甲亢诊断主要依赖于总甲状腺素，三碘甲状腺原氨酸可不增高。而在甲减时，通常总甲状腺素降低更明显，早期三碘甲状腺原氨酸水平可以正常，而且，许多严重的全身性疾病可有三碘甲状腺原氨酸降低。因此总甲状腺素在甲减诊断中起关键作用。此外,凡是能引起血清甲状腺素结合球蛋白水平变化的因素均可影响总甲状腺素、三碘甲状腺原氨酸的测定结果,尤其对总甲状腺素的影响较大。

游离三碘甲状腺原氨酸(FT$_3$)、游离甲状腺素(FT$_4$)是三碘甲状腺原氨酸、总甲状腺素的生理活性形式,是甲状腺代谢状态的真实反映。游离三碘甲状腺原氨酸、游离甲状腺素比三碘甲状腺原氨酸、总甲状腺素更灵敏,更有意义。其含量不受甲状腺素结合球蛋白浓度和结合特性变化的影响,因此游离三碘甲状腺原氨酸、游离甲状腺素对甲亢的诊断很敏感。游离三碘甲状腺原氨酸还是诊断 T$_3$ 型甲亢的特异性指标,而游离甲状腺素指标可作为甲状腺抑制治疗的主要监测手段。

血清中甲状腺激素升高可见于:甲亢、高甲状腺素结合球蛋白血症、急性甲状腺炎、亚急性甲状腺炎、肝炎、肥胖症、应用甲状腺激素时等。

甲状腺激素降低可见于:甲减、低甲状腺素结合球蛋白血症、全垂体功能减退症、下丘脑病变、各种严重感染、慢性器官功能衰竭、慢性消耗性疾病、使用某些药物(β受体阻滞剂、激素、苯妥英钠、磺吡酮等)、肝硬化、心梗早期、糖尿病控制不良时、饥饿以及剧烈活动后等。

促甲状腺激素检测是各种甲状腺疾病的必查项目,游离三碘甲状腺原氨酸浓度的微小变化就会带来促甲状腺激素浓度向反方向的显著调整。因此,促甲状腺激素是测试甲状腺功能的非常敏感的特异性参数,尤其是在甲状腺癌术后以及 [131]I 治疗以后,是采用甲状腺素抑制治疗监测的重要指标。

促甲状腺激素增高主要出现在:原发性甲减、伴有甲状腺功能低下的桥本甲状腺炎、异位促甲状腺激素分泌综合征、垂体促甲状腺激素瘤、亚急性甲状腺炎恢复期。摄入金属锂、碘化钾、促甲状腺激素释放激素,可使促甲状腺激素增高。

促甲状腺激素降低主要发生于甲亢以及甲状腺癌术后激素抑制治疗的患者中,垂体性甲状腺功能低下、非促甲状腺激素瘤所致的甲状腺功能亢进,以及摄入阿司匹林、皮质激素及静脉使用肝素,也可使促甲状腺激素降低。

(陶　嵘)

## 58. 如何选择甲状腺激素

甲状腺激素和我们平时说的激素是完全不一样的。平时说的激素实际是糖皮质激素，该药长期服用有明显不良反应，如"满月脸""水牛背"、骨质疏松、股骨头坏死等。甲状腺激素是甲状腺分泌的一种激素，它可以调节人体内的物质和能量代谢、促进生长发育。甲状腺功能低下的患者服用甲状腺激素是必须的，如果剂量适合，是没有不良反应的。

甲状腺激素制剂有甲状腺片、左旋甲状腺素（$L-T_4$，商品名优甲乐）、左旋三碘甲腺原氨酸（$L-T_3$），均为口服药物。

左甲状腺素钠片：人工合成的四碘甲腺原氨酸钠（$T_4$），$T_4$ 纯度在 99％以上，无抗原性，每片药计量精确，血药浓度稳定。每天口服 1 次可获得稳定的生物效价，应在晨起早餐前 20～30 分钟空腹服用。

甲状腺片：用动物（主要是猪和牛甲状腺为原料）的甲状腺焙干，碾磨成粉，压制成片。缺点是生物效价不稳定，过多的 $T_3$ 对心脏有直接的影响，从替代治疗开始至血清转为正常所需的时间长。

左旋三碘甲腺原氨酸（$L-T_3$）：也是人工合成制剂，效价稳定，血中半衰期短，服药 6 小时出现疗效，作用强、持续时间短，但不良反应较大，临床较少使用。

我们的研究发现，左旋甲状腺素是目前甲减患者替代治疗首选药物。与单独使用左旋甲状腺素替代治疗比较，左旋甲状腺素和 $T_3$ 联合替代治疗并不能改善甲减患者的生活质量。对于体内脱碘酶功能障碍，不能将 $T_4$ 转化为 $T_3$ 的患者，可以用左旋甲状腺素和 $T_3$ 联合替代治疗。

（马　超）

# 放射性核素靶向治疗

## 59. 何为放射性核素靶向治疗

肿瘤细胞有特定抗原或受体表达，利用抗原和抗体、配体和受体特异结合特点，选择适当放射性核素标记抗体或配体、配体类似物，从而将放射性核素带到表达该抗原或受体的肿瘤细胞内。放射性核素发射射线杀死、杀伤肿瘤细胞，而对周围正常组织或器官无明显损伤，因此达到对肿瘤细胞选择性杀伤的目的。

放射性核素靶向治疗的不良反应比化疗轻。

化疗不良反应是由于缺乏对肿瘤细胞的选择性杀伤；放射性核素靶向治疗是对肿瘤细胞选择性杀伤，所以严重不良反应少见。在给药后 1～3 天内可能有恶心、呕吐等胃肠道反应，一般不需处理。可有暂时的骨髓抑制反应，如白细胞和血小板降低，以血小板减少常见。曾接受过化疗，或有骨髓转移的患者更易发生，经支持疗法，一般能恢复或接近治疗前的水平。治疗过程中封闭甲状腺失败可能造成甲减。

（马　超）

## 60. 何为神经内分泌肿瘤

神经内分泌肿瘤是指人体的神经内分泌细胞如甲状腺细胞、垂体细胞、肾上腺髓质细胞等发生的肿瘤，又叫 APUD 肿瘤，占全部恶性肿瘤的 1%。根据肿瘤分泌的物质是否引起典型的临床症状，神经内分泌肿瘤分为两大类：功能性和无功能性。

有分泌功能的肿瘤：常表现为过量分泌肿瘤相关物质引起的相应症状，最常见的是胰岛素瘤，其次为胃泌素瘤，更为少见的还有胰高糖素瘤、血管活性肠肽瘤、生长抑素瘤等。

无功能胰腺神经内分泌肿瘤：血清激素水平正常、无特异性临床表现的肿瘤，称为无功能胰腺神经内分泌肿瘤。多为胰腺巨大肿瘤，由于缺乏典型的临床表现，就诊时往往出现肝转移。

神经内分泌肿瘤可发生于全身各个部位，如支气管、肺、垂体、甲状腺、胸腺、肾上腺皮质和髓质、副神经节等，但是多发生于胃、肠、胰腺。与其他类型的癌症相比，此类肿瘤生长较为缓慢，性质从接近良性到高度恶性不等。除 90％的胰岛素瘤为良性肿瘤外，大多数肿瘤具有长期潜在的恶性转变倾向。多数患者就诊时已是晚期，60％以上有肝转移。

由于有分泌功能的肿瘤分泌特定激素，引起不同的临床症状。最常见的是类癌综合征，表现为突发性或持续性头面部、躯干部皮肤潮红，可因酒精、剧烈活动、精神压力或进食含 3 - 对羟基苯胺的食物如巧克力、香蕉等诱发；轻度或中度的腹泻、腹痛；类癌相关心脏疾病，如肺动脉狭窄、三尖瓣关闭不全等；其他症状如皮肤毛细血管扩张症、糙皮病等，偶见皮炎、痴呆和腹泻三联征。

胃泌素瘤也常表现为腹泻。因此，当出现原因不明的腹泻时，应警惕胃肠道神经内分泌肿瘤的可能性。由于肿瘤细胞分泌过量的胰岛素，胰岛素瘤的特征性表现是神经性低血糖症。嗜铬细胞瘤常发生在肾上腺素髓质，能释放过多儿茶酚胺类物质到血液中，从而引起高血压、心率增加。

早期分化良好的神经内分泌肿瘤患者的 5 年生存率为 60％～100％，有转移者生存率为 29％～40％，平均生存期 1～2 年，所以早期诊断及早期治疗很重要。

对于其诊断，首先有上述症状，然后进行定性诊断和定位诊断。定性诊断即检测特异性的异常分泌激素水平如尿 5 - 羟吲哚乙酸(5 - HIAA)和血铬粒素 A(CgA)水平。定位诊断即采用 CT、MRI 和放射性核素显像等影像学检查。

针对神经内分泌肿瘤，有三种治疗方法，即对症支持治疗；手术治疗，包括治愈性手术、肿瘤细胞减灭术、射频消融、冷冻消融、肝动脉栓塞术等；非手术治疗，包括生物治疗、化疗、放疗和放射性核素靶向治疗。

## 特别提醒

由于化疗、放疗对神经内分泌肿瘤效果不好，[131]I-间碘苄胍(MIBG)和[111]In-奥曲肽放射性核素靶向治疗在神经内分泌肿瘤治疗中有重要的作用。

（马　超）

## 61. $^{131}$I-间碘苄胍和$^{111}$In-奥曲肽如何治疗神经内分泌肿瘤

$^{131}$I-间碘苄胍和$^{111}$In-奥曲肽为常用的放射性药物，其原理同放射性核素靶向治疗。

间碘苄胍的化学结构与去甲肾上腺素相似，与肾上腺素能神经递质的受体有特异结合力，能被肾上腺素能肿瘤高度选择性摄取。所以，间碘苄胍能将放射性核素$^{131}$I载到此类肿瘤细胞内，$^{131}$I衰变后发射β射线，通过辐射作用杀伤或抑制肿瘤细胞，达到治疗目的。

神经内分泌肿瘤细胞富含生长激素抑制素受体，生长激素抑制素类似物-奥曲肽可以用放射性核素$^{111}$In标记，并将$^{111}$In带到肿瘤细胞内，利用该核素杀死肿瘤细胞。

神经内分泌肿瘤细胞中受体表达不完全相同，有的肿瘤细胞富含肾上腺素能受体，可以用$^{131}$I-间碘苄胍治疗；有的肿瘤细胞富含生长激素抑制素受体，可以用$^{111}$In-奥曲肽治疗。因此治疗前要明确肿瘤具有哪种受体，这需要在治疗前进行小剂量$^{131}$I-间碘苄胍或$^{111}$In-奥曲肽显像。如果$^{131}$I-间碘苄胍能显示肿瘤，可以选择该放射性药物；如果$^{131}$I-间碘苄胍不能显示肿瘤而$^{111}$In-奥曲肽能显示肿瘤，就用$^{111}$In-奥曲肽治疗。但是$^{111}$In生产困难，目前国内常规使用$^{131}$I-间碘苄胍治疗。

所有不适合手术、预期存活 1 年以上、能摄取$^{131}$I-间碘苄胍的神经内分泌肿瘤及其复发、转移病灶均可以用$^{131}$I-间碘苄胍治疗，以类癌效果最好。恶性嗜铬细胞瘤对外放疗和化疗均不敏感，也适合用$^{131}$I-间碘苄胍治疗。肿瘤较大的神经内分泌肿瘤，$^{131}$I-间碘苄胍治疗可以使肿瘤体积缩小和功能减弱，以利于手术切除和随后的化疗。

（马　超）

## 62. $^{131}$I-间碘苄胍治疗前后患者应该做哪些准备

$^{131}$I-间碘苄胍治疗神经内分泌肿瘤前后，患者应注意：

（1）停用影响$^{131}$I-间碘苄胍被摄取的药物，如可卡因、利血平、苯丙醇胺、N-去甲麻黄碱等。

（2）治疗前 3 天开始用卢戈氏碘液封闭、保护甲状腺，每天 3 次，每次 10 滴，直到治疗后 4 周。

（3）治疗前检查甲状腺功能、血常规、肝肾功能、心电图。

（4）治疗后应多饮水，1～2 小时小便一次，以减少辐射剂量。

（5）治疗后住院隔离至少 5～7 天。

（6）患者经静脉滴注给药，滴速要慢，在 60～90 分钟滴注完毕。治疗前静脉输液生理盐水 500～1 000 毫升以"水化"患者，减轻辐射损伤；治疗后生理盐水冲洗装有放射性药物的容器，保证放射性药物的足量。

根据患者病情决定治疗间隔时间和治疗剂量。一般分为控制、维持 2 个阶段。控制即每隔 3～4 月进行$^{131}$I-间碘苄胍，一年后复查 CT 或 MRI 以及分泌的特定激素，如果治疗后有效控制病情，延长治疗时间进行维持治疗。

$^{131}$I-间碘苄胍一般不能治愈神经内分泌肿瘤，治疗的主要目的是：缓解由于激素分泌引起的症状，如面部潮红、腹泻等；改善患者生活质量；控制肿瘤的发展，延长生存期，改善患者预后。

（马　超）

# 63.　$^{125}$I 粒子是精准杀伤肿瘤细胞的微导弹

$^{125}$I 粒子植入治疗恶性肿瘤是近年来发展起来的新技术，它是将具有杀伤肿瘤细胞作用的放射性$^{125}$I 液体密封在一个米粒大小的钛合金壳里，称为"密封籽源"或"粒子"。然后根据患者肿瘤的立体形态，用一套特殊的器械，在 B 超或 CT 等影像设备的适时引导下，像"布雷"一样，把放射性粒子直接放置到肿瘤内部。

$^{125}$I 粒子能持续释放具有治疗效果的 γ 射线，直接作用于肿瘤细胞的生命之源 DNA，造成其永久性的损伤，使其无法传宗接代，迅速死亡；另外 γ 射线还可直接使肿瘤内的水分子电离，产生自由基，协同杀伤肿瘤细胞；最终达到手术刀切除一样的效果，所以又称之为"粒子刀"或"立体伽马刀"。20 世纪 80 年代后期，随着治疗计划系统的研究成功，$^{125}$I 粒子治疗肿瘤成为临床热点技术，在世界范围内迅速开展起来，现在已用于前列腺癌、宫颈癌、骨肉瘤、头颈部肿瘤、胰腺癌、肝癌等多种实体肿瘤的治疗。

传统的放射治疗技术（放疗）是对癌组织进行高强度的放射线照射，周围的正常组织不可避免地受到不同程度的损伤，造成一些并发症。$^{125}$I 粒子瘤内植入治疗是在影像技术支持下的微创肿瘤治疗技术，因直接植入到肿瘤内部，因此能对肿瘤实现定点清除。$^{125}$I 粒子发出的治疗射线在组织内射程只有不到 1 厘米，所以对周围正常组织几乎无损伤，对多种不宜手术的原发、转移及复发肿瘤均有良好效果。

（赵晋华　汪太松）

## 64. "粒子刀"为什么能精准杀伤肿瘤

"粒子刀"，即$^{125}$I 粒子植入治疗对于常见经病理确诊的恶性实体肿瘤均有良好效果，如肺癌、肝癌、前列腺癌、胰腺癌以及各部位转移癌等。由于粒子植入治疗患者无明显不良反应，所以同时可与多种常规治疗相联合，如化疗、生物治疗、靶向治疗等等，可以互相增加敏感度，提高疗效，加快肿瘤消除速度。比如，5 厘米以内的肝癌、肺癌等病灶，单纯粒子植入 60 天内病灶可明显缩小，而联合介入化疗一般 30 天即可明显缩小，CEA（癌胚抗原）、AFP（甲胎蛋白）等肿瘤标志物会显著下降。对于一些特殊部位的肿瘤，如出现上腔静脉压迫综合征、胰腺癌、骨转移癌顽固性疼痛等临床症状明显的患者意义重大，可迅速改善症状、提高生活质量。另外放射性$^{125}$I 粒子的外壳由钛合金制造，与人体有高度的相容性，可以永久存在于身体中，不引起排异反应，不必手术取出。

$^{125}$I 粒子治疗的优势总结如下：

（1）与手术配合的互补效应：手术中加用植入放射性粒子是最常用的途径，最大效果是肿瘤整体的杀灭，并能预防局部复发。

（2）提高肿瘤治愈的彻底性：肿瘤侵润邻近重要脏器时，即使能切除瘤体也只是一种姑息手术，预后很差。手术中加用放射性粒子植入，在淋巴通道、残存肿瘤组织和肿瘤接壤部位上植入粒子，有望获得彻底的治愈效果。

（3）减轻手术创伤、缩短手术时间，减少术后并发症：术中穿刺技术植入放射性粒子对正常组织的创伤极小，不必充分显露手术视野，可避免盲目的大范围脂肪清扫操作，能较大程度地减轻手术创伤和对正常组织的干扰，促进患者术后的康复顺利。在肿瘤的姑息切除中，用穿刺技术植入放射性粒子，操作简单、不必顾虑肿瘤的残留大小，极大减少正常组织的误伤程度、术后并发症发生率相应减少、减轻了患者的术后护理难度和工作量。

无法手术切除及应用化疗、外放疗效果不佳的肿瘤，应用微创方法植入放射性粒子可达到类似手术切除的目的，不损伤机体功能及形态。

（赵晋华　汪太松）

## 65. 哪些肿瘤可以用"粒子刀"治疗

放射性粒子组织间近距离治疗肿瘤,俗称"粒子刀"。医生可以根据患者肿瘤的立体形态,在 CT 或 B 超引导下经皮穿刺,把放射性粒子直接放置在肿瘤内部;或者在外科手术中,在手术切不干净的肿瘤瘤床、附近区域埋入放射性粒子。

$^{125}$I 粒子具有以下特点:发出的 γ 射线可以杀死肿瘤细胞,达到像手术刀切除一样的效果。射线能量低,对周围正常组织没有伤害。照射距离短,仅 1～2 厘米,对患者周围人群没有辐射。

与传统的放疗相比,"粒子刀"具有以下优势:放疗的放射源强度较大,引起患者机体的并发症较明显;而放射性粒子是种植在肿瘤内部的,射线射程短,对周围正常组织的损伤极小。放疗不能避免"分次短时"的不足之处,每次照射只能杀灭肿瘤细胞繁殖周期中的一部分细胞,而放射性粒子在肿瘤内有效持续照射的时间可长达 180 天,能够有效杀灭更多的肿瘤细胞。

目前"粒子刀"在临床的应用日益广泛,可用于治疗前列腺癌、宫颈癌、骨肉瘤、头颈部肿瘤、肝癌、胰腺癌等肿瘤,尤其是对无法手术的局部进展期肿瘤有较好的疗效。

(邢　岩)

## 66. 肿瘤已经转移到骨头里了,就没有救了吗

许多恶性肿瘤到了一定阶段都可能转移到全身各个器官系统,例如脑、肝、肺、肾、骨骼等。某些恶性肿瘤骨转移的发生率很高,例如乳腺癌、前列腺癌、肺癌的骨转移发生率可以高达 50%～85%。骨转移常会引起严重的疼痛、骨折、行走困难以及神经压迫症状,使患者苦不堪言,生活质量严重降低。对转移性骨肿瘤的治疗目标有两个:一是止痛,二是消除减少病灶。目前,常用的治疗方法包括手术、放疗、化疗以及使用各种止痛药。这些治疗方法都有一定的局限性和缺点。例如外科手术和外放疗对广泛骨转移常无能为力,化疗的全身不良反应较重,某些止痛剂有成瘾性。

放射性核素例如 $^{153}$Sm、$^{89}$Sr、$^{223}$Ra 经过静脉注射进入患者体内,可以随血液循环到达肿瘤骨转移病灶并沉积在其中,通过放射性核素在一段时间内持续释放的射线,可破坏并杀死骨肿瘤细胞,从而达到止痛以及缩小肿瘤病灶的目

的。由于放射性核素只聚集在肿瘤骨转移病灶中，对周围正常骨组织的辐射作用非常小，对骨髓没有明显的抑制作用，是疗效确切、安全可靠的治疗方法。

放射性核素治疗转移性骨肿瘤主要适用于：明确诊断为恶性肿瘤伴有广泛骨转移者，在放射性核素骨显像上表现为病灶有明显的放射性浓聚，骨转移所致骨痛经化疗、放疗等治疗无效者。

（邢　岩）

# 骨质疏松与骨密度测定

## 67. 骨质疏松症早期治疗才有价值

骨质疏松症中最常见的一种是老年性的骨质疏松症，其主要原因是随着人的机体老化、人体内的各脏器功能逐渐减弱，使生成骨组织的速度略小于老化骨组织的速度，日常积累逐渐形成骨质疏松。其次为继发性的骨质疏松症，是由其他原因诱发、导致，比如由某些化学、药物、疾病、外界因素、环境条件等所致的骨质疏松症。以上各种因素影响了人体内的骨代谢正常运转，最终使骨组织的生成与骨衰老失去平衡，造成骨质疏松症。

骨质疏松症如不及时纠正，可能会出现全身疼痛、关节增粗变形、骨刺形成、压迫神经等症状，逐渐使椎体弯曲，活动受到不同程度的限制，而且在日常生活中易发生骨折。当骨组织损伤或骨折时，痊愈时间较正常人明显延长，在制定治疗方案时，必须按不同的诱发原因拟定不同的治疗方法。

治疗骨质疏松症，中医一般采用中草药进行补肾、壮骨、活血化瘀等；而西医则采用抑制骨的破坏速度，补充含钙的食物、帮助钙的吸收和利用等药物治疗。中西医都有一定疗效，但是必须由有经验的医生判断属哪些原因导致的骨质疏松后，方可治疗，以达到较满意的疗效。如老年性骨质疏松症单用高浓度的钙剂给予口服，尚属于不完全性治疗。因为老年性骨质疏松症主要是老人体内钙的转化和成骨功能减退所致，而不是食物中缺乏钙的含量。所以，必须根据患者的不同原因、不同症状分别给予科学的治疗。

随着医疗技术的迅速发展，核医学对骨组织的代谢功能已进行了多年的研究和临床应用。核医学药物 $^{99}$Tc 标记双膦酸盐治疗骨质疏松症的疗效比一般的双膦酸盐类的疗效更明显，除了使骨密度增高外，更主要的是提高了骨组织的抗压能力和韧性，减少骨折的发生，调节了骨质代谢的平衡。此方法经临床应用后，骨质疏松症患者的疼痛减轻或消失，病变关节的活动范围明显增大，有些经常易发生骨折的患者除全身症状得到明显的改善外，没有再发生骨折。这种治疗方法尤其对老年性骨质疏松症，疗效更加明显。

骨质疏松症虽然不会直接危及生命，但早期预防是非常得益的，可以控制骨质疏松的发展，有可能促使自身骨组织代谢趋向相对的平衡。然而许多人对骨质疏松症并不重视，直到中、晚期较严重地影响到自己的生活时才要求治疗，此时骨质增生、破坏和骨骼变形已不可能发生逆转。所以我们在此提出忠告：骨质疏松症的早期治疗非常必要。

（高克加　叶智卫）

—— 专家简介 ——

## 高克加

高克加，上海市黄浦区中心医院核医学科主任医师。上海市医学会核医学专科分会第八届顾问，上海市核学会监事。擅长甲状腺癌的诊疗，核医学方法诊治代谢性骨病（骨质疏松症、骨关节病、股骨头无菌性坏死等）。

# 68. 怀疑"骨松"，测骨密度比补钙更重要

近年来，有越来越多的老年人开始关注骨质疏松症，但是有相当一部分人怀疑自己有"骨松"时，就开始自行补钙，而并不知道在此之前需到医院去做一次骨密度检测。

生活实例

吴阿姨几年前绝经后就开始每天坚持吃钙片，但是最近的一次跌倒，还是让她骨折了，到了医院后她才知道还有骨密度检测这回事。其实，骨质疏松症的诊治不是单纯补钙这么简单。

很多骨质疏松症患者早期可无任何症状，且临床上尚没有直接测定骨强度的手段。因此，目前主要通过仪器在体外对骨骼中的矿物质进行测量和定量分析，即测定骨密度来判断是否有骨质疏松症以及严重程度。

鉴于目前骨质疏松症是威胁老年人健康的重要疾病之一。有这样一个观点：测定骨密度被认为与测量血压发现高血压、预防脑血管意外同等重要。通过测定骨密度实现骨质疏松症的早发现、早治疗，可大大减少由骨质疏松症骨折导致的致残率、死亡率，从而减少家庭、社会的精神、经济负担。对已经明确的骨

质疏松症患者来说，可以通过定期进行骨密度测定，了解骨质疏松症的病情变化与评价骨质疏松症药物治疗的效果。一般来说，需要每年测一次骨密度。

骨密度测定的检查方法有多种，包括 X 线法、单光子吸收法、双能 X 线吸收法、定量 CT、定量超声检查法、核素骨显像法。其中，双能 X 线吸收法应用最广。

双能 X 线吸收法是采用两种不同能量的 X 线，利用高能和低能射线通过被检测骨的不同衰减分布来计算骨的能量衰减分布，扫描系统将所接受的信号传递到联机的计算机进行数据处理，计算出骨矿物质含量、面积和骨密度。双能 X 线吸收法具有扫描时间短、辐射量小、测量精确度和准确度较高、可以检查任何部位骨等优点，患者在检查前无需任何准备。而且，在测量骨密度的方法中，只有双能 X 线吸收法建立了世界卫生组织推荐的诊断标准，所以它已成为国际学术界公认的诊断骨质疏松症的"金标准"。

因此，建议骨质疏松症易患因素人群尽早选择施行双能 X 线吸收法骨密度检测。早期发现、早期预防和接受正规治疗，不仅可以改善腰酸背痛的症状，还可减少骨折的危险，最大限度地提高健康水平及生活质量。

（鹿　彤）

—— 专家简介 ——

## 鹿　彤

鹿彤，副主任医师，复旦大学附属上海市第五人民医院核医学科主任。上海市医学会核医学专科分会委员。擅长甲状腺和骨质疏松症核医学诊治，并对肿瘤的综合影像诊断有较深入研究。

# 69. 骨质疏松患者应该怎样补维生素 D

随着人们对均衡营养的重视，一般正常人不会存在钙、磷等的缺乏，然而维生素 D 缺乏的问题仍然需要重视。维生素 D 缺乏症主要发生在受日光照射不足，并缺少食物维生素 D 来源的人群中。在相关的流行病学统计中，正常人群中有不同程度的维生素 D 缺乏，特别在婴幼儿、家庭主妇和老年人中更为常见。

乏力、肌肉没有固定压痛点的轻度酸痛、不能长久行走或站立常常是轻度的维生素 D 缺乏的非特征性临床表现，当然重度的维生素 D 缺乏会引起佝偻病、骨软化症等。

为预防维生素 D 的缺乏，需要注意以下两点：

（1）多晒太阳：多多参加户外活动，周末时晴天可以到公园、绿化地带多多散步。因为充足的紫外线照射能使人的皮肤产生足够量的维生素 D，而享受阳光的沐浴，也有心旷神怡、愉悦心情的作用。

（2）选用维生素 D 丰富的食品：奶制品是钙的最好来源，并注意富含钙、磷的小鱼、小虾、豆制品、海藻和绿叶蔬菜等等的补充。

如检测发现维生素 D 缺乏，可以适当补充维生素 D 制剂，也可以在补充维生素 D 的同时适量补充钙片，当然在服用前需要咨询相关的医生。特别注意：肝、胆、胰、肾、甲状旁腺等系统的疾病会影响维生素 D 的吸收和利用。

（管　樑）

# 70. 哪些人容易发生骨质疏松

骨质疏松症往往"无声无息"，许多患者直到发生骨折了才知道。随着年龄的增长，骨质疏松症的患病率也随之上升。我国已经进入并将长期处于人口老龄化社会，老年性骨质疏松症的发病率呈上升趋势，成为备受关注的健康问题。女性患者比男性多，这是由于绝经后女性激素分泌锐减，会加速骨质的流失。骨质疏松症是以骨量低下、骨微结构破坏，导致骨脆性增加，易发生骨折为特征的全身性骨病。

诊断骨质疏松首先要评估身体状况、日常生活习惯与方式，帮助诊断致病的原因。哪些人容易骨质疏松？老年人或女性绝经后，询问有无母系家族史，是否曾发生骨折，体重低或雌激素低下也容易伴发骨质疏松。日常生活习惯与方式也对骨质疏松症有重大的意义，比如吸烟、过度饮酒、喝咖啡及碳酸饮料等、体力活动缺乏、饮食中营养失衡、蛋白质摄入过多或不足、高钠饮食、钙和/或维生素 D 缺乏(晒太阳少或摄入少)。有影响骨代谢的疾病，或是长期服用糖皮质激素、免疫抑制剂等影响骨代谢的药物，也容易发生骨质疏松。

目前被医学界认同的骨质疏松检查方法首选双能 X 线吸收测量仪，可准确测量骨量流失的程度，过程简单安全，辐射剂量大概只是 X 线普通胸片的 1/30。还需要进行生化指标测定，了解骨量的流失速度。

预防骨质疏松症从任何时候开始都不算早，在任何时候进行都不算迟。治疗骨质疏松症要尽早、长期和综合治疗。

（赵晋华　乔文礼）

# 71. 骨密度测量的意义

骨质疏松症是以骨强度降低导致骨折风险增加为主要表现的一种骨骼疾病。骨密度和骨质量共同决定了骨强度的高低。骨质疏松症已成为困扰中老年人群的主要疾病，它最大的危害是容易导致骨折，即使是轻微的创伤，甚至无外伤的情况下也容易发生骨折。许多患者因此致残，生活质量大大降低，给家庭和社会带来沉重的负担。

如何知道自己是否患有骨质疏松症呢？可以采用骨密度测量方法。到目前为止，骨密度测量是评价骨质疏松的必要手段和主要诊断方法。骨密度测量通过扫描的方式，对受检者骨矿物含量进行测定，提供有价值的可比性数据，对判断和研究骨骼生理、病理和人的衰老程度以及诊断全身各种疾病对骨代谢的影响均有重要意义。随着科学技术的发展，骨密度测量的方法越来越多、越来越精密、准确。目前，临床最为常用的是双能 X 线法测定骨密度，检查部位一般选用腰椎或股骨颈部位。双能 X 线骨密度检测是国际学术界公认的骨密度检查方法，可在体外，无创伤、快速和精确检测腰椎、股骨颈等部位的骨密度，是早期诊断骨质疏松症、预测骨质疏松性骨折及随访药物疗效的重要依据，更是目前国际学术界公认的骨密度检查方法，其测定值被作为骨质疏松症诊断的"金标准"。

骨质疏松症患病率及骨质疏松性骨折的发病率随年龄增加而增加。因此，具有骨质疏松危险因素者及女性年龄 55 岁以上，男性年龄 60 岁以上的广大市民朋友，建议每年要做一次骨密度测量，做到早预防、早发现、早治疗。

（陶　嵘　陈雪民）

## 72. 核医学方法也能治疗股骨头坏死吗

股骨头无菌性坏死是一种常见的骨关节病,诱发原因很多,主要是股骨颈骨折等外伤、长期使用激素、酗酒等因素导致。目前国内外公认的,而且见效较快的治疗方法是股骨头置换术。保守治疗的方法治疗缺血性股骨头无菌性坏死,目前疗效尚不明显。但是许多患者本身存在许多因素不能手术,因此对有效的保守治疗期望值高。

核医学方法能早期诊断缺血性股骨头无菌性坏死。现在我们采用亲骨组织代谢的核素$^{99m}$Tc - MDP,即锝[$^{99m}$Tc]亚甲基二膦酸盐骨骼显像,能直接定位到坏死的股骨头部位,直观显示股骨头损伤的现状,能够在早期股骨头出现骨代谢异常时即发现股骨头坏死征象。同时可以直接观察坏死股骨头的血供状态,通过显像发现股骨头代谢情况,决定能否进行核医学方法治疗,并且评判核医学治疗疗效和制定治疗方案。

核医学方法能靶向性治疗缺血性股骨头无菌性坏死。非放射性核药$^{99}$Tc - MDP(也称为"云克")是一种亲骨性,特别是亲损伤且骨钙流失加快的靶向性药物,其化学结构和生理代谢与骨骼显像剂$^{99m}$Tc - MDP 相似,能靶向定位到该骨损伤部位。而且双膦酸盐类药物本身就是一种治疗骨质疏松的特效药,达到抑制骨钙的流失。根据坏死的股骨头摄取核素骨骼显像剂$^{99m}$Tc - MDP 的状况和摄取量,应用非放射性的药物$^{99}$Tc - MDP 进行治疗,抑制坏死部位股骨头钙的快速流失,促进成骨细胞的活性,改善、调节骨损伤部位的骨代谢功能,抑制股骨头坏死的进一步发展,对早、中期的缺血性股骨头无菌性坏死更有价值。一旦股骨头已经发生塌陷,$^{99}$Tc - MDP 治疗虽然能缓解症状,但是塌陷的股骨头不可能复原,并且股骨头活动将受到限制。经治疗,10 个月后 X 线和 CT 摄片或 MRI 检查中能发现原骨质破坏区有一定的新生骨填充、修复。因此采用核医学方法治疗缺血性股骨头无菌性坏死是值得选择的新非手术方法,而且是一种具有针对性、特异性强特色的靶向性的治疗方法。

(高克加　叶智卫)

# 73.　核医学在治疗骨性关节病中有哪些优势

在临床中,尤其中老年人群中,患有骨关节疾患的比例较多。很多人受到关节病的困扰,主要症状有关节疼痛、关节肿胀、关节僵硬、变形、关节内摩擦音等。

骨性关节病是由于各种因素导致局部关节软骨退化损伤、骨钙流失过快、关节边缘和软骨下骨反应增生等导致的骨性关节疾病,主要病变位置为骨组织。核医学非放射性核素药物 $^{99}$Tc-MDP(也称"云克")是一种双膦酸类药物,具有很强的抑制破骨细胞活性的作用,是治疗骨质疏松的有效药物,与骨组织存在特异亲和力。当关节部位骨组织发生功能变化时,摄取的 $^{99}$Tc-MDP 就会增加,起到抑制骨吸收的作用外。$^{99}$Tc-MDP 同时还能调节免疫功能,保护过氧化歧酶的活力,防止自由基对组织的破坏,并对炎性介质和免疫调节因子白介素 I (IL-1)的产生有抑制作用。因此 $^{99}$Tc-MDP 治疗单纯性骨关节病能取得很好的疗效。

虽然在临床上保守治疗关节病的方法较多,但大部分是镇痛、活血化瘀、调节炎性因子、激素治疗等。而核医学的治疗是一种靶向性的治疗,通过亲骨组织的非放射性核药 $^{99}$Tc-MDP 能靶向定位到骨性关节损伤部位,达到抑制骨钙流失,促进成骨功能的作用,改善疼痛症状,修复损伤的骨组织,控制进一步的发展。尤其对单纯性骨损伤的关节病疗效明显。

(高克加　叶智卫)

# 74.　"云克"靶向修复骨损伤

距骨骨软骨损伤为软骨骨折、骨软骨骨折及剥脱性骨软骨炎的统称,是累及距骨穹隆关节软骨面和(或)其下骨质的损伤,为距骨骨软骨最为常见的病变。距骨骨软骨损伤好发年龄 20～30 岁,双侧发病者占 10%,男性稍占优势,创伤或者反复扭伤是引起距骨骨软骨损伤的主要原因。其他因素包括激素失调、内分泌和遗传因素、应用激素、酗酒和体质异常,引发微血管血供减少,继而引发缺血和软骨损伤,受压骨可发生骨坏死,并引起软骨下骨折和塌陷。

目前距骨骨软骨损伤的治疗是一个临床棘手问题,缺乏有效的治疗方法。保守治疗和手术治疗各有一定的局限性。保守治疗适用于初次轻微的距骨骨软骨损伤患者,包括休息、部分负重、石膏固定、佩戴支具、服用非甾体抗炎药、中药治疗等,保守治疗成功率 45%～86%。保守治疗时完全制动休息会造成肌肉萎缩、僵直,不利于软骨的修复。手术治疗具有直接性,短时间内可迅速缓解病情及症状,其在近期和中期效果较好,但存在手术并发症,远期效果尚不明确,容易发生创伤性关节炎等后遗症,且关节活动受到一定限制,而且有部分患者拒绝手术或不适宜手术。

云克,即锝[99Tc]亚甲基二膦酸盐(99Tc-MDP),是一种二膦酸盐药物,其主要有效成分是锝[99Tc]与亚甲基二膦酸盐(MDP)形成的螯合物,是我国独立研发的药物,是靶向治疗骨科疾病的一个好典范,主要用于类风湿性关节炎和其他骨科疾病的治疗。除了具有调节自身免疫、抗炎的作用,云克对骨生成区和有损伤的骨关节部位具有明显的靶向性,能够浓聚在骨骼病变部位,通过对破骨细胞的抑制及促进成骨的作用,促进成骨细胞和骨软组织的修复。由于能促进成骨细胞和骨软组织的修复,所以云克可以有效治疗距骨骨软骨损伤。临床研究发现云克治疗能有效缓解足踝疼痛,修复坏死的距骨,改善踝关节的功能。而且云克治疗几乎没有不良反应,是治疗距骨骨软骨损伤的较好方法。

(马　超)

# 幽 门 螺 杆 菌 测 定

## 75. 哪些人该做幽门螺杆菌检测

近年来，幽门螺杆菌及相关的胃病越来越受到人们的关注，但多数人对其并不十分了解。幽门螺杆菌是一种存在于胃黏膜上的慢性感染性致病菌，亚洲人的感染率为 40%～60%。我国的感染率更高。

在正常情况下，胃酸能清除胃内的细菌，然而一旦被幽门螺杆菌感染，胃酸的分泌就会被破坏，幽门螺杆菌不断繁殖会引起胃黏膜的炎症和病变。胃炎、胃或十二指肠溃疡、胃癌、胃黏膜相关淋巴组织淋巴瘤等疾病都与幽门螺杆菌密切相关。研究证明，及时检测并杀灭幽门螺杆菌，对这些疾病有切实的疗效，甚至有良好的预防作用。

呼气试验是目前各大医院最常用、最安全的检测幽门螺杆菌的方法。最有必要做该项检测的人主要包括：

（1）有胃部不适症状者，如胃痛、胃胀、经常泛酸水、消化不良等。

（2）已经明确诊断有慢性胃炎、胃溃疡的患者，为防止病情进一步发展，需要根除幽门螺杆菌。

（3）胃溃疡、胃癌患者已经手术。为防止复发，有必要定期监测幽门螺杆菌。

（4）有胃炎、胃或十二指肠溃疡、胃癌等疾病的家族史者。

（5）家庭中已经发现幽门螺杆菌感染者，与其共餐的家庭成员也有必要检测幽门螺杆菌。

（6）不明原因的口臭或牙周炎，有可能与幽门螺杆菌感染有关。

（马玉波　潘懿范）

## 76. 什么是 $^{13}$C 呼气试验

幽门螺杆菌是一种可以在胃中生长的细菌，是导致口臭、胃炎、消化性溃疡等疾病的重要原因，并与胃癌的发生密切相关。幽门螺杆菌具有传染性、致癌性、普遍性和隐蔽性。如果能及早检测出是否感染此菌，并对症下药，将减少胃肠道炎症和溃疡等疾病的机会。对于长期迁延难愈的慢性胃炎或是曾得过消化性溃疡、胃癌等的患者，消化科专家都会建议他们做幽门螺杆菌检测排查。

胃幽门螺杆菌感染的检查方法很多，包括抽血、胃镜和呼气试验等。其中呼气试验包括$^{13}$C呼气试验和$^{14}$C呼气试验。$^{14}$C呼气试验因使用放射性同位素而使受检者有所顾虑。$^{13}$C呼气试验是最新、快速、无痛苦而且无辐射的幽门螺杆菌检测技术，是目前国际公认的检测幽门螺杆菌的金标准。该方法不需要做胃镜，只需轻松呼气，立即能检测出是否有幽门螺杆菌感染，既可以用于诊断幽门螺杆菌感染，也可以用于对幽门螺杆菌根除治疗效果的监测。

$^{13}$C呼气试验拥有以下五大优势：无放射性，对人体无伤害，儿童、孕妇均可使用，并可在短期内多次重复检查；高精准度、高敏感性、高特异性；非侵入性检查，无创、无痛，患者易接受；反映全胃的幽门螺杆菌感染情况，检查无遗漏；操作简单、快捷，检测完毕即可取报告。

（陶　嵘）

## 77.　呼气试验如何让幽门螺杆菌"现形"

在我国，幽门螺杆菌感染率高达50％以上。呼气试验凭借其无创、快速、敏感、可靠、可多次重复等优势，被广泛用于幽门螺杆菌感染的诊断。

受试者口服$^{13}$C-尿素胶囊后，如果胃内有幽门螺杆菌感染，尿素即被幽门螺杆菌产生的尿素分解，$^{13}$C以$^{13}$CO$_2$的形式通过呼气排出，测定呼出气体中的$^{13}$C计数，可反映胃内是否有幽门螺杆菌感染。如果胃内无幽门螺杆菌感染，则$^{13}$C-尿素大多以原形随尿液排出体外，呼出气中$^{13}$C计数保持在较低水平，不会异常升高。

大量研究证明，幽门螺杆菌是慢性胃炎和消化性溃疡的重要致病因素，也是胃癌的危险因子。因此，慢性胃炎、消化性溃疡患者都应做呼气试验。同时，由于中国人喜欢一家人或一群朋友围坐在一起吃饭，无形中为幽门螺杆菌的口对口传播创造了条件。如果共餐者有幽门螺杆菌感染者，其他人就有被感染的可能，呼气试验可帮助确诊。

检查前准备：用抗生素和铋剂者，至少停药4周；用硫酸铝、质子泵抑制剂者，至少停药2周；检查前必须空腹4小时以上，最好隔夜禁食；另外，建议检查前用0.1毫摩/升的柠檬酸漱口，以减少口腔污染，并应防止漱口水咽入胃内，以免产生假阳性。

检查过程：空腹采集气体样本，作为对照；口服[13]C-尿素或者[14]C-尿素胶囊；口服适量试餐（藕粉、葡聚糖、牛奶、橘汁、水）以延缓胃排空，增加示踪剂与胃黏膜的接触面积；服试餐 20～30 分钟后，再采集一次气体样本；测定试餐前后样本，做出结果判断。

呼气试验中用到的同位素的量很低，不会对人体造成伤害。有人曾计算，用[14]C 进行的呼气试验所受的辐射剂量远低于坐飞机从美国西海岸到东海岸所受的宇宙射线的辐射剂量。[13]C 更是一种稳定性核素，没有放射性，更为安全，大家完全不必有顾虑。

（陈绍亮　顾宇参）

# 核 医 学 护 理

## 78. $^{131}$I 治疗住院时要准备什么物品

当甲状腺出现问题,把它切除后,医生经常建议去做$^{131}$I治疗,那么在做这个治疗前,需要做哪些事情呢?

首先,需要去预约$^{131}$I治疗,这个和其他预约住院是有区别的。由于国家标准对核素治疗病房的要求是极其严格的,所以床位很紧张。切除甲状腺后的患者,需要终身吃甲状腺素片的,在治疗前几周需要停服优甲乐及其他一些药物或者营养品等。在预约的时候,医生或者护士会根据患者的病情详细地告知停药的时间、停药期间的注意事项、入院的时间、入院的流程等等。

其次,饮食方面。在停甲状腺素片以后,患者需要无碘饮食,尽量不要到外面吃饭,不要吃辛辣、重口味、刺激性的食物,当然海鲜等海制品就更不能吃了。这是因为我们要尽量排空体内稳定的碘成分,让治疗需要的$^{131}$I可以毫无压力地进入目的地,最大限度地达到治疗效果。另一方面就是在入院的时候,带一些酸味的如话梅、口香糖等食物,在服碘后可以促进唾液分泌,减少服用$^{131}$I时口腔中少量的残留。

最后,生活用品。在核素治疗病房中,并没有过多的打针吃药,而最重要的$^{131}$I药物居然是像白开水一样喝进去的。所以就把这个治疗当作一次放松的度假,没有外界的干扰,让自己放松下来,带一些让自己舒适的生活用品,带一些自己喜爱的、没有刺激性的食物,放松你的心情,体验你的$^{131}$I治疗之旅吧。

(范素云　贾彦彦)

—— 专家简介 ——

### 范素云

范素云,同济大学附属第十人民医院核医学科副主任护师,护士长。全国核医学护理专委会委员,同济大学《内科护理学》教研组组长,上海核学会护理学组组长,医院临床护理专家,《上海护理》杂志审稿专家。

# 79. $^{131}$I 治疗后可以回家吗

一旦确诊甲状腺癌后，手术是第一治疗方案。而手术之后，常需要对转移灶及残留组织采用$^{131}$I治疗再一次斩草除根。癌症、手术、放射性碘治疗，使患者的担心、恐惧、焦虑不断加重，特别有很多患者对手术无法切除的分化型甲状腺癌细胞或转移灶需要放射性碘治疗心有余悸。近年来随着核医学科的迅猛发展，核素治疗已广泛应用于临床，尤其是$^{131}$I治疗分化型甲状腺癌，已不断完善和成熟，并能明显提高患者的生存率，但$^{131}$I治疗后到底能否回家呢？

我们知道服药后$^{131}$I除了被残留的少量甲状腺细胞吸收外，未吸收的$^{131}$I约90％由尿液排出，少量由粪便排出，故服药后应多饮水，多排尿，保持大便通畅，使多余的$^{131}$I尽快排出体外。因此，加强尿粪的管理非常重要，二便后勿忘多冲洗，同时避免尿液溅出；及时更换内裤，建议用一次性的为好。

目前国内绝大多数医院的核素治疗采取住院治疗，核素治疗病房都有比较规范的防辐射设施，并且有比较完善的远程监控系统，使患者在住院期间能得到既安全又温馨的治疗。一般服药后住院3～5天，当患者出院时体内的$^{131}$I活度在国家允许范围内，对环境和周围人群是安全的。但在出院后的二周内应与孕妇和婴幼儿避免长时间的密切接触，如治疗期间在哺乳期，服药后应当终止哺乳；尽量不要进入娱乐场所和公共场所；饮食需清淡，无刺激性食物，不偏食，不挑食；避免着凉感冒；患者可以与家人温馨地同桌进餐。当出院后身体无不适时，出去工作学习也无妨，只要避开孕妇和婴幼儿就行。请记住，辐射效应与接触的时间和距离成反比。

这样来说，我们不用再去惧怕接受$^{131}$I治疗的患者，这些已经隔离过的患者是安全的，请放心大胆地迎接我们爱的人回家吧！

（范素云）

# 80. $^{125}$I 粒子对家人和环境有污染吗

随着肿瘤发病率的不断提高，中晚期肿瘤患者的治疗给白衣天使们带来了很大的困惑，无手术指征、无放疗适应证、无化疗耐受性……而患者和家属将面对无奈、挣扎、痛苦、绝望。但在20世纪90年代，新型、低能、安全、易防护的放射性粒子研制成功，开创了组织间近距离治疗的先河，给不能手术或化疗、放疗的肿瘤晚期患者带来了福音。目前在美国,粒子植入治疗已成为前列腺癌的标准治疗手段,对一些临床现存治疗手段疗效不佳的或复发的肿瘤,如肝癌、胰腺癌、肺癌、头颈部肿瘤、颅内肿瘤等也取得了令人满意的效果。

$^{125}$I粒子源,由于能量低,穿透距离较短,组织内半价层为 1.7 厘米,铅的半价层为 0.025 毫米,术后 2 个月内避免近距离接触儿童和妊娠妇女,一般的治疗、护理、生活照料均无需特殊防护。如果在患者种植部位放一块 0.025 毫米的薄铅片就更安全了,而且钛壳有很好的生物组织相容性,加之$^{125}$I 的银棒被封闭在钛壳,不会污染身体内的血液及各种体液,所以种植后的患者对家庭、对环境都没有污染性。植入患者如为晚期肿瘤患者,需加强饮食管理,需高热量、高维生素、高蛋白,清淡、易消化的食物,保持二便通畅。

(范素云)

# 同|位|素|应|用

## 81. 核医学显像洞察秋毫

核医学显像是针对某器官的导向显像和该器官的功能状况,使之呈一体化显示出来的,既能使某器官显影,又能提示该器官的细胞对某一种化合物的摄取能力。举例说,甲状腺和碘有特异性的亲和力,核医学甲状腺显像就采用给被检查者口服一定量的放射性[131]I,在规定的时间内,正常甲状腺就能摄取[131]I,经仪器检查,甲状腺就能显影。假如甲状腺内有一些非正常甲状腺细胞,该部位就不能摄取[131]I,也就不能显影。这一现象我们称之为"冷"结节,像间质性腺瘤、囊肿、低分化型甲状腺癌等就是如此。



不久前,有一患有甲状腺癌的患者,虽已经手术切除了颈部原发病灶,但对癌症有无转移和今后的复发问题心存忧虑,只能靠服大量的中西医结合的抗癌药物作为预防措施。谁知他半年后出现双侧髋关节处疼痛,CT 显示双侧股骨头骨质破坏,隐痛逐渐发展到不能站立,以致行走障碍,经几所大医院就诊都考虑为甲状腺癌骨转移可能性大,这给患者和家庭带来了不可驱散的愁云。我们给予患者一定量的放射性[131]I,进行全身显像,结果非但不提示双侧股骨头存在甲状腺癌转移灶,而且全身其他部位也未见转移灶。对此给予了骨代谢方面的治疗,一月后疼痛明显减轻,两个月就能扔掉拐杖走路,直至恢复正常。

这个诊断是来自于患者手术切除的甲状腺是一种有摄取碘功能的癌,一般这种癌的转移灶也能摄取碘或者放射性[131]I,而病变部位不能摄取则不考虑这种癌的转移灶。因此对临床诊断、治疗是极有价值的。同样,其他一些核素标记的某些化合物,对部分肿瘤如脑肿瘤、肺癌、乳腺癌、淋巴瘤等都能起到显示作用,尤其在肿瘤治疗后,对了解有无疗效,是否癌细胞已被杀灭、失去活性或复发,有很大意义。

　　另外，核医学除了检查外，它还有治疗意义，可以对一些良、恶性疾病进行有效治疗。如甲状腺癌的转移灶、复发性嗜铬细胞瘤、癌性胸/腹水、转移性骨肿瘤等肿瘤的治疗，以及甲亢、类风湿性关节炎、骨代谢性疾病、红细胞增多症、瘢痕增生、浅表性毛细血管瘤等良性疾病的治疗，核医学方法在临床运用中都有较好的疗效。

（高克加　叶智卫）

## 82. 放射性物质治病救人安全、高效

　　医学界从 1946 年开始就利用 $^{131}$I 治疗甲亢。由于比起一般药物治疗，$^{131}$I 不良反应小、不容易复发，在几十年间逐渐成为此类疾病治疗的首选。

　　按照我国标准，每次治疗甲亢的 $^{131}$I 剂量为 5 毫居，相当于 $1.85 \times 10^8$ 贝克。而目前新闻报道中，上海等地检测到的每立方大气中 $^{131}$I 剂量仅为 0.000 1 贝克。并且我国制定剂量标准相对比较严格，在欧美等发达国家，类似治疗的允许使用剂量是我国的 2～3 倍。

　　60 多年来，医学界对接受 $^{131}$I 治疗的患者跟踪也表明，无论是他们自己患肿瘤概率、身体健康状况，还是他们的后代，都与常人无异。

　　除了甲亢之外，肿瘤治疗中也常常需要放射性物质。放射性物质 $^{89}$Sr 就常用于治疗肿瘤骨转移，含有 $^{89}$Sr 的药物，不仅可以帮助肿瘤骨转移患者有效止痛，对转移的病灶本身也有治疗作用，而且这样的治疗安全简便、无创口、疗效可靠，作用也更加持久。

　　除治疗之外，在医学诊断、检查过程中，人们同样常会接触到放射性物质。按照国家规定，成年人短时间内受辐射的安全标准上限为 100 毫希，低于这一标准就不用担心健康受损。

　　人们在体检时常做的全身 CT 就是一种放射线检查，剂量为 20 毫希。而一些肿瘤早发现、分级和诊断效果的确定，也往往借助核医学手段的检查。其中最常见的骨转移，就是利用放射性物质 $^{99m}$锝，剂量为 5 毫希。现在最先进的肿瘤检测设备——全身正电子断层造影检查（PET），则是利用放射性物质 $^{18}$氟标记的脱氧葡萄糖，剂量为 10 毫希，有时 PET 检查设备也会与 CT 合二为一，当然，辐射剂量仍然不会超过国家安全标准。

（曾纪骅　鹿　彤）

曾纪骅，教授，硕士生导师。擅长放射性核素显像和放射性核素治疗，特别在泌尿、消化系统和甲状腺疾病方面有较深入研究。在国内首先开展肺灌注显像评价先天性心脏病、肾皮质显像评价泌尿道感染及直接法放射性核素显像诊断膀胱输尿管反流。此外，还擅长甲状腺疾病的诊断治疗及放射性碘治疗甲状腺功能亢进症。

# 83. 抗类风关不妨试试同位素

类风湿性关节炎患者常常四处求医，但病情往往反复甚至不断恶化，苦不堪言。目前，传统的抗类风关药物如阿司匹林、吲哚美辛、布洛芬、环磷酰胺、雷公藤、激素等，通过抗炎、镇痛、抑制免疫等药物机理，能使病情得到一定的抑制作用，但无法有效控制病情的发展，且有诸多不良反应，往往使治疗不能顺利进行。

而一种被称为"云克"的类风关治疗药物，则可能为类风关治疗带来新的进展。云克的化学全名叫"锝[$^{99}$Tc]亚甲基二膦酸盐($^{99}$Tc－MDP)注射液"，$^{99}$Tc是一种特殊的不具放射性的同位素。因此不用担心放射性危害和健康风险。通过静脉输液方式将云克吸收到关节等病变部位，使其被骨和关节等组织吸收并结合，可以清除引起炎症反应的自由基，保护过氧化物歧化酶活性，降低自身抗体，长效抑制自身免疫反应。同时抑制前列腺素的产生，降低胶原酶活性，达到消炎镇痛的作用，防止软骨组织的分解破坏，抑制磷酸钙结晶和骨的吸收侵蚀，从而促进破坏的骨和软骨修复。目前云克为我国自主知识产权药品。

由于云克有自身独特的药物机理，故与传统的抗类风关药物相比具有诸多优势。

（1）既有消炎镇痛作用，又有免疫抑制作用。标本兼治，却没有传统药物的不良反应，如胃肠道反应、肝肾功能损害、骨髓抑制、性腺受抑、激素依赖、停药复发加重等等。这也是该药深受广大患者欢迎的原因之一，在我国已安全应用20余年。

（2）疗效较高，仅一个疗程(约30支药，使用2周)的有效率就在70％以上，通常明显高于传统药物。并且疗效稳定，停药后病情不易反复，可重复用药，效果更稳定。

（3）不但能控制病情发展，阻止其恶化，而且能部分修复破骨及其被破坏的骨关节，缓解关节端骨质疏松，部分恢复关节活动功能，从而使病情得到不同程度的逆转，患者生活质量会大大改善，这是传统药物治疗所不能达到的。

（4）在治疗的过程中，并不影响与其他抗类风湿药物的联合使用，并且可以根据病情，逐渐减少其他用药种类和剂量。特别是长期依赖激素的患者，伴有较多不良反应或并发症时，更适合云克治疗，甚至可能完全摆脱激素依赖。

（5）所有类风湿关节炎患者都适合云克治疗，而且对处于急性发作期的患者(关节红肿、疼痛触痛、发热厌食、血沉增高)效果更佳。个别过敏体质、血压过低、肝肾功能不良的患者，可有一过性皮疹等反应，但比较轻微，不需停药，不影响疗效。

当然，云克治疗也有缺点，主要是起效稍缓慢，而且治疗费用尚未纳入医保。不过，从长远看，其安全有效、更经济，能控制和改善病情，阻止恶化与致残，部分恢复关节功能，可使患者免受许多痛苦，综合减轻家庭和社会负担。

（马玉波　潘懿范）

9 7 8 7 5 4 7 8 3 6 8 6 6